Der Autor wird vertreten durch
PMCE GmbH
Karl Marx Straße 119
14656 Brieselang

KAPITEL 1

VATER WERDEN

Wie verkünden viele Paare, dass sie bald Eltern werden? – Sicherlich auf verschiedene Art und Weise, doch in vielen Fällen fällt der Satz: „Wir sind schwanger!" Natürlich trägt, aus biologischer Sicht gesehen, die Frau das Baby in sich und sorgt dafür, es mit den Nährstoffen zu versorgen, die es zum Wachsen und Gedeihen braucht. Und natürlich presst auch die Frau das Baby nach den neun Monaten, in denen es in ihr wächst, aus sich heraus, während sich der Vater etwas verloren fühlt und nicht genau weiß, ob er sie wie bei einem Fußballspiel anfeuern oder lieber gar nichts sagen soll. Soll er ihr die Hand geben und am eigenen Leib erfahren, wie viel Kraft in einer gebärenden Frau steckt, wenn seine Hand von Sekunde zu Sekunde immer mehr schmerzt? Soll er ihr gut zureden und Gefahr laufen, Bekanntschaft mit dem gesamten Repertoire an Beleidigungen zu machen, über das seine Partnerin verfügt? Einige Männer entscheiden sich ganz schlicht und ergreifend – hin und her gerissen zwischen Anfeuern, Händchenhalten und gutem Zureden – dafür, in Ohnmacht zu fallen, weil die Geburt doch aufregender ausfällt als gedacht und Vätern nun einen Geschmack vom Hormonchaos gibt, mit dem die

Frauen die ganze Schwangerschaft über gelebt haben – Freude, Selbstzweifel, Vorfreude, Angst und Unwissen stellen einen perfekten Cocktail dar, um nicht nur Frauen, sondern auch Männer während der Geburt und teilweise auch bereits während der Schwangerschaft an die eigenen Grenzen zu treiben.

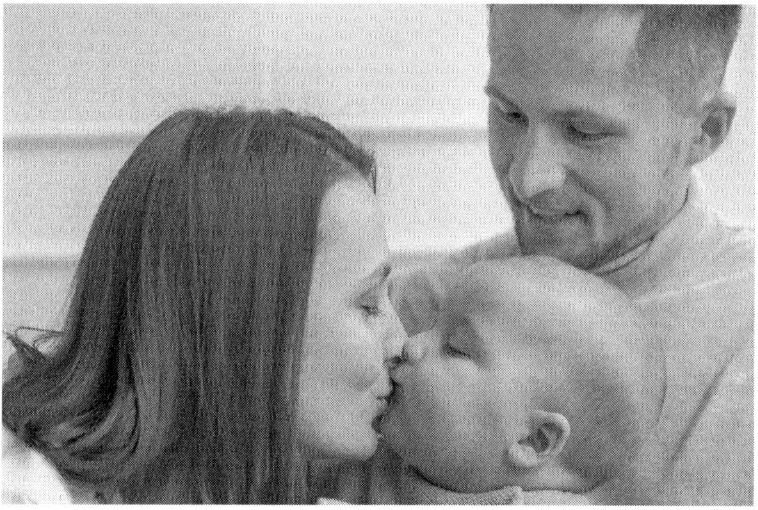

Photo by Yan Krukov from Pexels

Und dennoch heißt es so oft: „Wir sind schwanger!" Denn, obgleich die Frau das Baby in sich trägt und das Baby auf die Welt bringt, spielt der werdende Vater eine sehr wichtige und fundamentale Rolle während der Schwangerschaft und nach der Geburt des Kindes.

Viel zu oft wird die Rolle des (werdenden) Vaters unterschätzt und viel zu selten erfahren Väter die Anerkennung, die ihnen zusteht. Häufig müssen sich Väter mit der klassischen Rollenverteilung auseinandersetzen und sich anhören, finanziell für die Familie sorgen zu müssen.

Doch was ist mit der emotionalen Verantwortung? Was ist mit der Liebe und der Zuwendung, die der Vater dem Baby bereits während der Schwangerschaft und anschließend im Verlauf seines Lebens schenkt? Schon lange weiß man um die bedeutsame Rolle des Vaters in diesem Bereich, und immer mehr Väter nehmen sich nach der Schwangerschaft bewusst Zeit für die Familie und Zeit dafür, in ihre Vaterrolle hineinzuwachsen.

Nicht umsonst sagt man also, man sei gemeinsam schwanger, wenn ein Paar ein Kind erwartet. Denn in vielen Fällen werden die Männer gemeinsam mit ihren Partnerinnen „schwanger" – allerdings mit dem kleinen, aber feinen Unterschied, dass im Bauch des Mannes kein Baby heranwächst, sondern viele unterschiedliche Leckereien dafür sorgen, dass sich über dem Gürtelbund ein kleines Bäuchlein bildet und der Gürtel um ein paar Löcher weiter um den Hosenbund gelegt werden muss.
Doch selbst wenn der Unterschied zwischen dem Bauch eines werdenden Vaters und dem Schwangerschaftsbauch einer Frau fundamental ist und Frauen und Männer die Schwangerschaft jeweils anders erleben, stellt die Schwangerschaft nicht nur das Leben der Frau, sondern auch das Leben des Mannes ganz schön auf den Kopf.

Während die Hormone aktiv in der Frau zuschlagen und sie mit Übelkeit, Stimmungsschwankungen und Heißhungerattacken, also mit dem „gesamten Programm" versorgen, treffen sie die Männer passiv, nämlich wenn die Schwangere im Winter um vier Uhr nachts mal wieder nach Ananas fragt, ihren Weltschmerz ihrem Partner auslässt und ihn für die verlorenen Schlüssel verantwortlich macht, die sie beim Mitternachtssnack im Tiefkühlfach wiederfindet…

Die Schwangerschaft geht keinesfalls nur die schwangere Frau etwas an. Schließlich gehören zu der Entstehung eines Kindes immer zwei Menschen dazu – die werdende Mutter und der werdende Vater. Beide spielen während der Schwangerschaft sowie im späteren Leben des Kindes eine äußerst bedeutsame Rolle.

Wenngleich zwischen Mutter und Vater ein großer Unterschied besteht, spielen beide Elternteile eine fundamentale und gleichwertige Rolle im Leben des Kindes. Die Rollen sind zwar unterschiedlich, aber dennoch beide essenziell für das Kind.

Doch warum schreiben wir überhaupt dieses Buch? Wieso ist es so wichtig, einen Ratgeber auf den Markt zu bringen, der Väter darauf vorbereitet, Vater zu werden? Ganz einfach aus dem Grund, weil nahezu jeder Mann ein Kind zeugen kann, ihn das allerdings noch lange nicht zum „Papa“ macht. Denn nur die Tatsache, ein Kind gezeugt zu haben, bedeutet nicht, ein guter Vater zu sein. Vater zu sein, ist so viel mehr, und aus diesem Grund wollen wir werdenden Vätern dabei helfen, sich in ihre Rolle als Vater einzufinden, und ihnen auf die vielen verschiedenen Fragen eine hilfreiche Antwort geben.

Manch einer mag sich fragen, wieso sich werdende Väter dann nicht einfach die Ratgeber ihrer Partnerinnen durchlesen – schließlich tragen beide Elternteile Verantwortung für das Kind und beide Elternteile spielen somit eine essenzielle Rolle. Richtig! Weder Mama noch Papa sind im Leben des Kindes „wichtiger“ als der andere, sondern genießen denselben Stellenwert. Dennoch sind Väter anders – das steht außer Frage. Väter und Mütter sind also unterschiedlich, und genau aus diesem Grund unterscheiden sich auch Ratgeber für werdende Mütter und Ratgeber für werdende Väter grundlegend voneinander.

Dass Väter und Mütter einen jeweils anderen Effekt auf ihr Kind haben, ist nicht einfach nur eine in den Raum geworfene Aussage, sondern kann durch wissenschaftliche Untersuchungen bestätigt werden. Wirft man beispielsweise einen Blick auf die Pulsfrequenz und die Motorik eines Babys, verlangsamen sich diese, sobald es die Stimme der Mutter hört. Hört es hingegen die Stimme des Vaters, beschleunigen sich der Puls sowie seine Motorik. Daraus schließen die Wissenschaftler, dass Väter bei Kindern Neugier und Aktivität auslösen, während sie die Mutter eher in den Zusammenhang von Sicherheit und Geborgenheit setzen. Beide Impulse spielen im Leben eines Kindes eine entscheidende Rolle und keiner der beiden Impulse ist somit besser oder schlechter als der andere. Sie sind in ihrer Wichtigkeit gleich, in ihrem Effekt jedoch anders.

Ohne in den Bereich der Stereotypen eintauchen zu wollen, ist bei Vätern zudem öfter zu erkennen, dass sie ihren Kindern mehr zutrauen, weniger übervorsichtig reagieren und somit auch wilder und abenteuerlicher mit ihren Kindern spielen. Das bestätigen unter anderem einige Untersuchungen und Beobachtungen, die ergeben haben, dass Kinder in der Regel eine sehr viel größere Bereitschaft dafür aufweisen, neue Dinge auszuprobieren, wenn sie dies an der Seite des Vaters machen.

Alles in allem spielt eine positive und gut gepflegte Beziehung zwischen Vater und Kind eine fundamentale Rolle und gibt dem Kind für das spätere Leben einige sehr bedeutungsvolle Vorteile mit auf den Weg:
eine höhere Resilienz
bei Jungen: eine bessere kognitive Entwicklung
bei Mädchen: ausgeprägtere intellektuelle Fähigkeiten
eine erhöhte Toleranz und ein besseres Verständnis für andere Meinungen
bessere Teamfähigkeit

Und an dieser Beziehung können werdende Väter bereits mit dem Beginn der Schwangerschaft arbeiten. Werdende Väter tragen schon mit dem heranwachsenden Baby im Bauch der Partnerin eine große Verantwortung, können diese in vielen Bereichen unterstützen und eine Bindung zu dem Baby aufbauen. Väter sind wichtig und spielen eine fundamentale Rolle im Leben des Babys. Immer mehr entfernen wir uns von der klassischen Rollenverteilung, die vorsieht, dass Frauen zu Hause bleiben und sich um das Baby kümmern, während der Vater mit der Arbeit die Aufgabe übernimmt, die Familie zu versorgen.

Inzwischen wissen zum Glück immer mehr Menschen, wie entscheidend die Anwesenheit des Vaters für das Kind ist, und immer mehr Väter nehmen sich nach der Geburt bewusst Elternzeit, um so viel Zeit wie möglich mit dem Nachwuchs zu verbringen.

Genau aus diesem Grund haben wir diesen Ratgeber geschrieben. Wir wollen Ihnen dabei helfen, in die Rolle des Vaters hereinzuwachsen. Sie werden durch die Geburt Ihres Kindes nicht automatisch zum Vater, sondern müssen, genau wie Ihre Partnerin, in Ihre Rolle hineinwachsen. Tasten Sie sich Schritt für Schritt an Ihr neues Leben heran, finden Sie Ihren ganz eigenen Weg und nutzen Sie diesen Ratgeber als Anker, den Sie nutzen können, wenn Sie das Gefühl haben, dass Ihr Schiff bei einem Sturm zu sehr ins Schwanken gerät.

KAPITEL 2

DIE ZEIT WÄHREND DER SCHWANGERSCHAFT

„It´s not rocket science!" – haben Sie diesen Ausdruck schon einmal gehört? Mit Sicherheit ist Ihnen dieser Satz schon einmal untergekommen, wenn Sie englische Filme oder Serien gesehen oder Bücher auf englischer Sprache gelesen haben. Dieser Spruch ist sehr gut auf die Zeit während der Schwangerschaft und auf das Vaterwerden im Allgemeinen übertragbar. Denn, obwohl es nicht unbedingt immer leicht sein mag, in die neue Rolle als Vater hineinzuwachsen, handelt es sich dabei nicht etwa um eine *rocket science*, also um eine „Raketenwissenschaft".

Nicht nur für Ihre Partnerin, sondern auch für Sie bringt die Zeit der Schwangerschaft einige Veränderungen mit sich. Das Wort „Veränderungen" ist dabei nicht selten recht negativ behaftet, da es immer im Zusammenhang mit dem „Ungewissen" steht. Weder Sie noch Ihre Partnerin wissen, was Sie eigentlich genau erwartet. Sie wissen also beide nicht, wohin Sie gehen – Sie wissen nur, dass Sie gehen. Die Tage verstreichen und plötzlich wächst der Bauch immer weiter. Sie wissen immer noch nicht, wohin sie laufen, doch wir helfen Ihnen dabei, Ihren Weg zu finden.

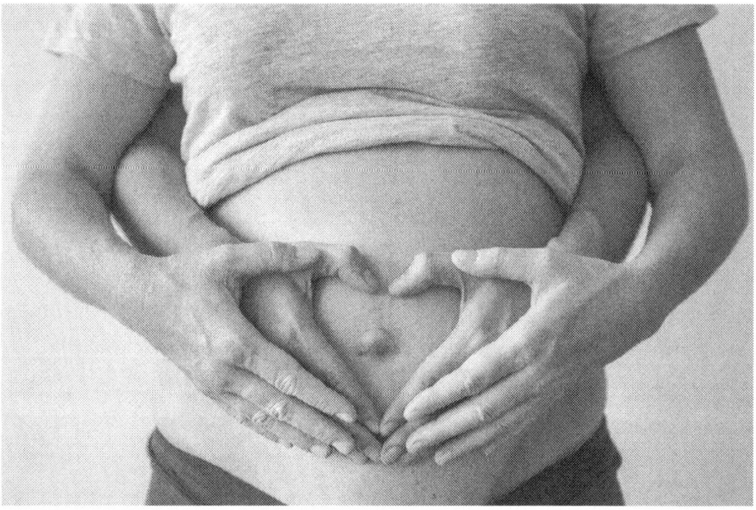

Wie Ihre Partnerin auf die Schwangerschaft reagiert, wie Sie sich wappnen können und mit ihrem Hormonchaos umgehen, erfahren Sie im übernächsten Kapitel, der speziell darauf eingeht, was während der Schwangerschaft eigentlich mit Ihrer Partnerin passiert. Wenn Sie bislang davon ausgegangen sind, dass man(n) Frauen nicht verstehen kann, tauchen Sie mit der Zeit der Schwangerschaft in eine vollkommen neue Dimension ein.

Me, myself and I – das passiert mit mir

Sie laufen mit Ihrer schwangeren Partnerin durch die Stadt oder treffen sich mit Familie und Freunden. Was passiert? Die Aufmerksamkeit aller Menschen, die Sie kennen, sowie einiger Menschen, die Sie nicht kennen, richtet sich auf den Bauch Ihrer Partnerin und auf Ihre Partnerin selbst.

„Wie geht es dir?“
„Ist die Übelkeit inzwischen weg?“
„Gut siehst du aus – du strahlst so.“
„Wenn du was brauchst, sag mir Bescheid!“
„Hier schau mal, ein bisschen Schokolade und ein leckerer Tee. Das brauchst du jetzt bestimmt!“

Während Ihnen vielleicht ein kleines Lächeln oder ein Klopfen auf Ihre Schulter geschenkt wird, badet Ihre Partnerin in Aufmerksamkeit. In einigen Fällen könnten Sie nahezu den Anschein bekommen, dass es an ein Wunder grenzt, dass Ihre Anwesenheit überhaupt bemerkt wurde.
Da Ihre Partnerin das Baby in sich trägt, gilt ihr sehr viel mehr Aufmerksamkeit als Ihnen – was aber nicht heißt, dass Sie nicht auch gerne eine starke Schulter an Ihrer Seite haben würden, die Sie stützt, wenn wieder mal alles zu überwältigend ist, und dass Sie nicht auch gerne etwas Schokolade bekommen würden, um an Ihrem empathischen Schwangerschaftsbauch zu arbeiten, der hinter dem etwas weiter gestellten Gürtel wächst – bitte, danke.

Doch was ist mit Ihnen? Was ist mit Ihren Gefühlen? Sie mögen zwar nicht aufgrund der Schwangerschaft unter einem Hormonchaos leiden, trotzdem haben Sie das Gefühl, Opfer einer großen Unordnung in Ihrem Inneren zu sein. Würden Sie manchmal gerne einfach schreien „Hallo, ich bin auch noch da?!“ oder „Was ist mit mir?“ oder sind Sie eher froh darüber, dass die Aufmerksamkeit Ihrer Partnerin gilt und Sie somit noch etwas mehr Zeit haben, um sich an die neue Situation zu gewöhnen?

Keine Sorge – die Zeit vor der Geburt zu genießen und Erleichterung zu verspüren, wenn Sie noch etwas Zeit haben, um das Neue zu verdauen und sich daran zu gewöhnen, macht Sie nicht zu einem schlechten (werdenden) Vater. Es ist vollkommen normal, Zweifel zu haben, nicht zu wissen, was man machen soll, und Ängste zu verspüren. Sicherlich ist es vonnöten, dass Sie Ihre Partnerin während der Schwangerschaft unterstützen und ihr beiseitestehen. Doch um für andere Menschen stark und da sein zu können, müssen Sie sich wohlfühlen und für sich selbst da sein.

KAPITEL 3

DIE SACHE MIT DEN SELBSTZWEIFELN

Reicht es nicht, wenn Ihnen dieser eine bestimmte Blick Ihrer Partnerin die Schweißtropfen auf die Stirn treibt? Der Jahrestag war doch irgendwann im Sommer, oder? Was für ein Datum ist heute? Habe ich heute Morgen etwas gesagt, was sie gestört hat? Habe ich in ihrem Traum vielleicht etwas gemacht, wofür ich mich entschuldigen sollte?

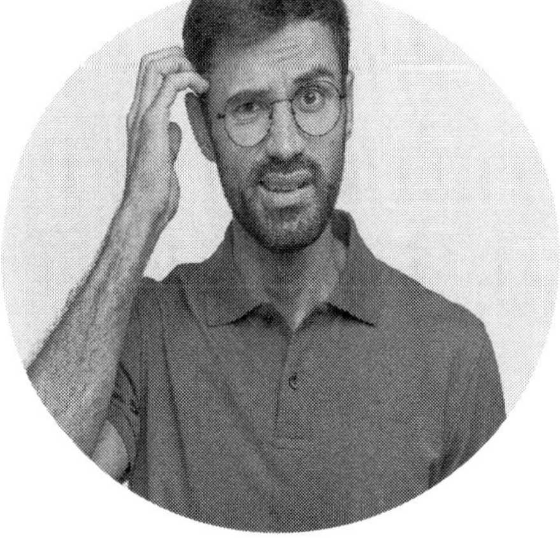

Füllen diese Zweifel nicht schon das Fass, über das Sie verfügen? Müssen sich nun wirklich zwangsläufig weitere Zweifel in das Fass begeben und es zum Überlaufen bringen? Zweifel sind vollkommen normal. Jeder Mensch hat Zweifel und kennt diese kleine fiese Stimme, die förmlich darauf wartet, sich mit einem spöttischen Unterton an Sie zu wenden und Ihnen die Selbstzweifel genüsslich in Ihr Unterbewusstsein zu pflanzen.

Den *play button*, um sie am laufenden Band abspielen zu können, drückt das kleine Teufelchen, das eine sehr große Verantwortung bezüglich der Selbstzweifel trägt, gerne mitten in der Nacht, wenn Sie eigentlich gerne vorsorglich schlafen würden, um nach der Geburt nicht direkt von schwarzen Augenringen und chronischem Schlafmangel geplagt zu werden.

- „Naaaa – denkst du wirklich, der Rolle des Vaters gewachsen zu sein?"
- „Mh. War das jetzt wirklich der richtige Zeitpunkt, um eine Familie zu starten? Wolltest du nicht noch so viel im Leben machen?"
- „Du kannst dich ja nicht mal richtig um dich selbst kümmern. Wie willst du dich um ein Baby kümmern?"
- „Deine Partnerin wird kaum mehr Zeit für dich haben. Das ist dir klar, oder?"
- „Und wenn dir das Baby herunterfällt?"

STOPP! Am liebsten würden Sie der Stimme Klebeband um den Mund binden und sie in die hinterste Ecke Ihres Gehirns verbannen, um sie nicht mehr zu hören.

Selbstzweifel haben dabei die unangenehme Eigenschaft, die Fragen nicht neutral zu formulieren, um sich rational mit ihnen auseinandersetzen zu können. Die Formulierung sowie die Stimmlage, mit der sie sich in Ihrem Kopf abspielen, suggerieren Ihnen bereits eine bestimmte Antwort. Man könnte auch sagen, dass es sich, im weitesten Sinne, oft um rhetorische Fragen handelt, die eigentlich keine Antwort brauchen.
Werden Sie sich bewusst darüber, dass hinter Ihren Zweifeln Ängste stecken – Ängste, die zwar eine vollkommen rationale Natur haben mögen, durch die Form als Selbstzweifel jedoch sehr irrational werden. Damit helfen sie Ihnen nicht, sondern sie setzen Sie unter Druck. Setzen Sie sich aus diesem Grund bewusst mit Ihren Ängsten auseinander.

Sie sind ein Mann mit Gefühlen, mit Zweifeln und mit Ängsten. Sie sind ein Mensch, der gerade eine lebenseinschneidende Veränderung durchläuft, und Sie leben im 21. Jahrhundert. Sie müssen nicht den „starken Mann“ spielen, der alles unter Kontrolle hat und genau weiß, was er macht. Sich Ängste einzugestehen und sich ihnen zu stellen – das zeugt von Stärke. Die „Das geht mich alles gar nichts an“-Haltung zeugt eher davon, dass Sie Ihre Ängste verdrängen und sich ihrer nicht annehmen wollen.

Sie müssen Ihren Zweifeln und Ängsten nicht den Mund verbieten und sie ignorieren – mal ganz von der Tatsache abgesehen, dass „Aus den Augen, aus dem Sinn“ zwar ein netter Spruch sein mag, Ihre Selbstzweifel und Ihre Ängste jedoch nicht im Geringsten berührt. Ignorieren Sie

Ihre Selbstzweifel und Ängste, sorgen Sie vielmehr dafür, dass sie sich ansammeln und Sie früher oder später mit voller Wucht treffen.

Es ist also vollkommen normal, dass Sie Selbstzweifel haben und eventuell an Ihrer Kompetenz als werdender Vater zweifeln. Vor allem, wenn Sie zum ersten Mal Vater werden, haben Sie eigentlich keine Vorstellung darüber, was Sie erwartet. Die klugen Ratschläge, sich schon mal vom Sexleben, dem Schlaf und der gemeinsamen Zeit als Paar verabschieden zu können, helfen Ihnen dabei nicht unbedingt weiter.

Fühlen Sie sich Ihren Selbstzweifeln hilflos ausgesetzt, sprechen Sie mit Ihrer Partnerin darüber. Reden Sie offen und ehrlich über Ihre Zweifel und über Ihre Ängste. Sie befinden sich gemeinsam in dieser neuen Situation. Sie beide springen gemeinsam ins kalte Wasser und unterstützen sich gegenseitig dabei zu lernen, in dem großen Meer zu schwimmen. Sie müssen sich nicht wie Leonardo DiCaprio in „Titanic" opfern und Ihrer Partnerin die ganze Tür überlassen, um auf ihr zu überleben. Die Tür bietet ausreichend Platz für Sie beide und gemeinsam können Sie an Ihren Selbstzweifeln und an Ihren Ängsten arbeiten.

Ihre Partnerin stellt jedoch nicht die einzige Ansprechpartnerin dar, an die Sie sich wenden können. Um zu verstehen, dass Sie mit Ihren Zweifeln und Ihren Ängsten nicht allein dastehen, kann es mitunter sehr hilfreich sein, sich mit anderen werdenden Vätern oder mit Männern zu unterhalten, die bereits Vater sind.

An dieser Stelle spielt auch ein Geburtsvorbereitungskurs eine nicht zu unterschätzende Rolle. Viele Männer gehen davon aus, dass sich ein solcher Kurs mit seinem Angebot vorwiegend an die werdenden Mütter richtet und sich vor allem mit der Geburt selbst auseinandersetzt. Das mag zum Teil stimmen, doch ein Geburtsvorbereitungskurs richtet sich nicht nur an die schwangeren Frauen und behandelt nicht nur die Atemtechniken und Stellungen, die die Frau während der Geburt durchführen beziehungsweise einnehmen kann.

Im Geburtsvorbereitungskurs bieten Ihnen die Hebammen, die diesen in der Regel durchführen, Raum für Fragen, Ängste und Sorgen. Sie kommen in den Kontakt mit anderen Männern und finden sich unter Umständen in ihrem besorgten Blick wieder. Nicht selten entstehen in derartigen Kursen intensive Freundschaften zwischen den werdenden Eltern, und Sie müssen sich keine Sorgen darum machen, schon mal einen Spielgefährten für Ihr Baby zu haben.
Bevorzugen Sie eine etwas intimere Atmosphäre, um über Ihre Selbstzweifel und Ängste zu sprechen, wenden Sie sich bei Bedarf an einen Therapeuten. Dieser hat nicht nur viel Erfahrung, sondern auch die nötige Distanz zu der Situation und zu Ihren Selbstzweifeln und kann Ihnen somit dabei helfen, einen rationalen Blick auf sie zu richten und mögliche tieferliegende Ursachen an der Wurzel zu packen.

In vielen Fällen basieren die Selbstzweifel auf der Tatsache, dass die Situation für Sie vollkommen neu ist und Sie sich erst nach und nach an die Temperatur des oben erwähnten kalten Wassers gewöhnen müssen. In anderen Fällen können Selbstzweifel und bestimmte Ängste jedoch auch darauf zurückzuführen sein, dass Sie in Ihrer Vergangenheit, das heißt in Ihrer eigenen Kindheit, bestimmte Erfahrungen gemacht haben, die Sie geprägt haben und die nun an der Quelle Ihrer Selbstzweifel sitzen.

Befreien Sie sich von diesen Selbstzweifeln und den Ängsten beziehungsweise nehmen Sie sie als Anlass, um Ihrem Baby der beste

Vater zu sein: Dann werden Sie merken, dass die Reise des Vaterwerdens wunderschön ist und voller Überraschungen steckt.

KAPITEL 4

FINANZIELLE ZUKUNFTSÄNGSTE

Ängste haben sehr viele unterschiedliche Facetten. Menschen können die verschiedensten Ängste haben, und vor allem Männer, die sich gerade auf der spannenden Reise des Vaterwerdens befinden, haben oft ganz bestimmte Ängste – einige rationale, andere etwas irrationalere –, mit denen sie kämpfen.

Eine Angst, die sehr viele Männer plagt, stellt die Angst dar, es finanziell nicht zu stemmen, wenn man ein Baby bekommt. Überall kann man hören und lesen, dass ein Baby sehr hohe Kosten verursacht und mitunter dafür verantwortlich ist, dass die Ersparnisse auf dem Konto schneller schmelzen als Eis in der Sonne, oder zumindest dafür sorgt, dass auch ja kein Euro seinen Weg mehr auf das Sparkonto findet.
Ganz so dramatisch ist es allerdings nicht. Natürlich kostet ein Kind Geld, doch es kostet auch nicht die Welt.

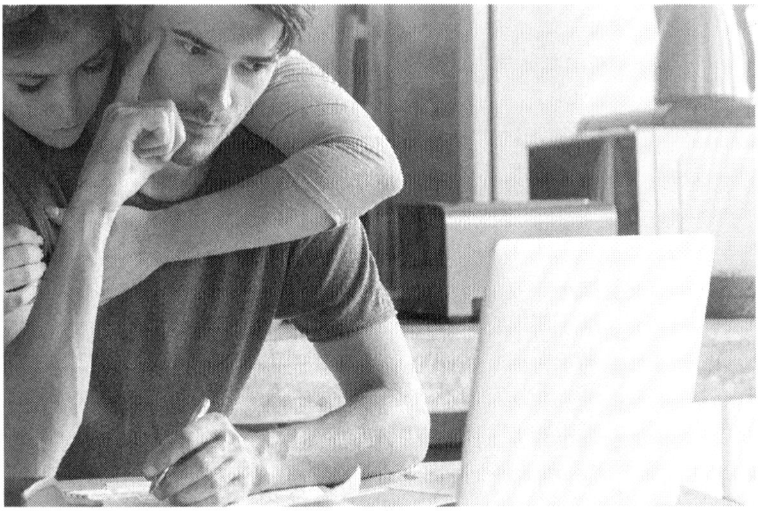
Photo by wayhomestudio from Freepiks

braucht, und den Dingen, die man meint zu brauchen. Ein Gang durch die Babyabteilung im Spielzeug- oder Bekleidungsladen reicht aus, um den Eindruck zu erhalten, dass ein Baby viel Geld kostet.

Allerdings besteht immer die Möglichkeit zu sparen, ohne zu viel Geld auszugeben.

Sicherlich ist es schön, eine Wickelkommode und einen vollen Kleiderschrank für das Baby zu haben. Es ist ebenfalls ein gutes Gefühl, eine Auswahl an Schuhen zu haben und die Spielzeugecke mit viel Spielzeug zu füllen.

Aber brauchen Sie das alles? Braucht Ihr Baby das alles?

- Sie werden sich im Laufe der Zeit immer wieder dabei ertappen, das Baby nicht auf die Wickelkommode zu legen, sondern es auf einer Decke auf dem Boden oder auf der Couch zu wickeln.

- Oft finden Sie viele schöne gebrauchte Babysachen und bekommen zudem von Verwandten und Freunden Kleidung fürs Baby geschenkt. Babys wachsen vor allem in den ersten Wochen und Monaten so schnell und so viel, dass Sie oft gar nicht die Zeit haben, es mit all den Kleidungsstücken zu kleiden, die Sie in Massen gekauft haben.

- Eine große Auswahl an Spielzeug? – Schön und gut! Montessori? – Umso besser! Pädagogisch wertvoll? – Toll! Sie können die größte Auswahl an Spielzeug bei sich zu Hause haben und werden dennoch feststellen, dass Ihr Baby seine Zeit am liebsten damit verbringt, mit alltäglichen Utensilien zu spielen und die Schwerkraft herauszufordern, wenn es den Spinat mit dem Löffel gegen die Wand schleudert, oder es sehr interessant findet, wie die Schubfächer knallen und die Töpfe darin rappeln, wenn es sie immer wieder aufzieht und zuschiebt.

- Viele Kinderärzte applaudieren, wenn Kinder ohne Schuhe laufen. In der Tat stellt das Barfußlaufen den besten Umstand für Kinder und die wachsenden Kinderfüße dar. Sie brauchen keine zehn Paar Schuhe – es reicht ein hochwertiges Paar aus, in dem sich das Kind wohlfühlt und in dem es gut und sicher laufen kann.

Sicherlich sollten Sie mit beiden Beinen fest im Leben stehen und nicht jeden Euro umdrehen müssen, wenn sich ein Baby auf seinen Weg zu Ihnen macht, doch Sie müssen auch nicht Dagobert Duck sein, der jeden Tag in seinem Reichtum badet.

Zudem haben Sie immer die Möglichkeit, sich an Beratungsstellen zu wenden, die Ihnen eine detaillierte Auskunft bezüglich aller Förderungsmöglichkeiten geben. Sollten Sie auf finanzielle Probleme stoßen und Unterstützung brauchen, können Sie sich auf die Hilfe der Caritas und des Arbeitsamtes verlassen.

Außerdem erhalten Sie für jedes Kind Kindergeld, das bereits einige essenzielle Ausgaben, wie zum Beispiel für Windeln und andere Utensilien wie Schnuller, Fläschchen etc. deckt.

KAPITEL 5

MEINE VERANTWORTUNG, DEINE VERANTWORTUNG, UNSERE VERANTWORTUNG?

„Mein Tanzbereich – dein Tanzbereich" – wenn Sie von Ihrer Partnerin dazu genötigt worden sind, „Dirty Dancing" zu schauen, wissen Sie, dass sich der Tanzbereich der Tanzpartner in zwei Tanzbereiche aufteilt. Jeder hat somit seinen eigenen Bereich und damit seine Verantwortung. Nur wenn jeder die Verantwortung für seinen eigenen Tanzbereich – also für sein Leben – übernimmt, klappt das Zusammenspiel.

Doch was passiert, wenn diese beiden separaten und dennoch zusammenspielenden Tanzbereiche eine Verbindung durch ein Baby erfahren? Was passiert, wenn dieses Baby noch nicht die Verantwortung für sich übernehmen kann? Es fällt in die Mitte der beiden Tanzbereiche und fällt somit zur Hälfte in Ihren und zur anderen Hälfte in den

Tanzbereich Ihrer Partnerin. Sprich: Sie tragen beide die Verantwortung für Ihr Baby.

Diese Verantwortung, die Sie nun nicht mehr nur für sich selbst, sondern auch für Ihr kleines Baby tragen, stellt Sie vor eine vollkommen neue Herausforderung. Sie befinden sich in einer durch und durch neuen Situation. Bislang trugen Sie die Verantwortung nur für sich, für Ihr Leben, für Ihre Handlungen. Als Vater tragen Sie die zusätzliche Verantwortung für Ihr Kind.

Dass dies der Fall ist, wird Ihnen von allen Seiten immer wieder vor Augen geführt, sodass Sie es keineswegs vergessen könnten. Mit dicken Buchstaben steht „Eltern haften für Ihre Kinder" auf den verschiedensten Schildern, und die Nachbarn wenden sich an Sie, wenn Ihr Kind mit dem Ball die Fensterscheibe einschmeißt. Sie tragen folglich die Verantwortung für die Handlungen Ihres Kindes.

Sie sind nicht nur verantwortlich für die Dinge, die Ihr Kind macht, wenn es etwas größer ist, sondern auch für das Wohlbefinden Ihres Kindes. Sie müssen dafür sorgen, dass Ihr Kind ausreichend mit allem, was es braucht, versorgt ist und somit ein gesundes und glückliches Leben führt.

Ein Baby will gefüttert werden, es braucht ab und an ein Bad, es will spielen und vor allem braucht es Liebe. Sie lieben Ihr Kind – keine Frage. Doch was würden Sie dafür tun, noch fünf Minuten länger zu schlafen, wenn es nach der Milch schreit, oder dafür, jemand anderem das Windelwechseln zu überlassen, wenn der Gestank der vollen Windel penetrant in Ihre Nase steigt. Wie viel lieber würden Sie ein Nickerchen auf der Couch halten, als auf dem Spielplatz zum 100. Mal die Sandburg wieder aufzubauen, die Ihr Kind – seinem Lachen nach zu Urteilen – mit einer wahnsinnig großen Freude zerstört…

Ihr Kind zu lieben und Verantwortung zu übernehmen, heißt nicht, dass Sie alles, was Sie mit und für Ihr Baby machen, mit Freude machen. Obwohl der Vater aus der Windelwerbung grinst, während er seinem Baby den Po sauber macht, und mitten in der Nacht voller Energie aufsteht, um die Milch zuzubereiten, spiegelt das nicht zwangsläufig die Wahrheit wider. Manchmal würden Sie am liebsten laut schreien, wenn Sie bei der nächtlichen Zubereitung der Milch feststellen, dass alle Flaschen schmutzig sind und die Milchnahrung knapp für die letzte Flasche reicht. Ab und an gestaltet sich das Abwischen des Babypos deutlich anstrengender als gedacht, vor allem, wenn die Windeldermatitis zuschlägt oder der Po eine etwas zu rote Farbe aufweist.

Führen Sie sich immer wieder vor Augen, dass Sie gemeinsam mit Ihrem Baby wachsen: Ihr Baby wächst zum Kleinkind heran, während Sie in Ihre Vaterrolle hineinwachsen. Entscheidend ist, dass Sie die Verantwortung übernehmen und sich diese mit Ihrer Partnerin teilen. Können Sie augenscheinlich nicht viel machen, weil Ihr Baby nach der Brust Ihrer Partnerin schreit oder nur bei ihr im Arm sein möchte, heißt das nicht, dass Sie keine Verantwortung tragen. Übernehmen Sie anderweitig die Verantwortung, indem Sie Ihre Partnerin unterstützen.

Verantwortung zu übernehmen, bedeutet aber ebenso, nicht nur das Wohlergehen Ihres Babys zu garantieren und sich gut um dieses zu kümmern, sondern sich genauso um Ihr persönliches Wohlergehen und Wohlbefinden zu bemühen.

Sprechen Sie sich mit Ihrer Partnerin ab, wann und inwiefern Sie sich jeweils Freiraum nehmen können, um Ihren eigenen Interessen nachzugehen. Das trifft sowohl auf Sie als auch auf Ihre Partnerin zu. Denn sie stecken gemeinsam in dieser Situation und tragen die Verantwortung gemeinsam.

KAPITEL 6

SO UNTERSTÜTZEN SIE IHRE PARTNERIN

Ihre Partnerin trägt das Baby unter ihrem Herzen und ist den Hormonen, die mit der Schwangerschaft einhergehen, ausgesetzt. Das führt nicht selten zu Weltschmerz, emotionalen Überreaktionen oder Gelüsten, die sich mitten in der Nacht eines Feiertags präsentieren.

Diese Hormone sorgen auch vorsorglich – um die Zeit etwas interessanter und spannender zu gestalten – für unterschiedliche Fettnäpfchen, sodass Sie zu jeder Zeit, selbst wenn Sie sich sicher fühlen sollten, in eines treten könnten.

Stellen Sie für Ihre Partnerin während der Schwangerschaft nicht nur eine körperliche, sondern auch eine emotionale Stütze dar und helfen ihr somit durch diese aufregende Zeit, ohne sich selbst dabei zu vernachlässigen.

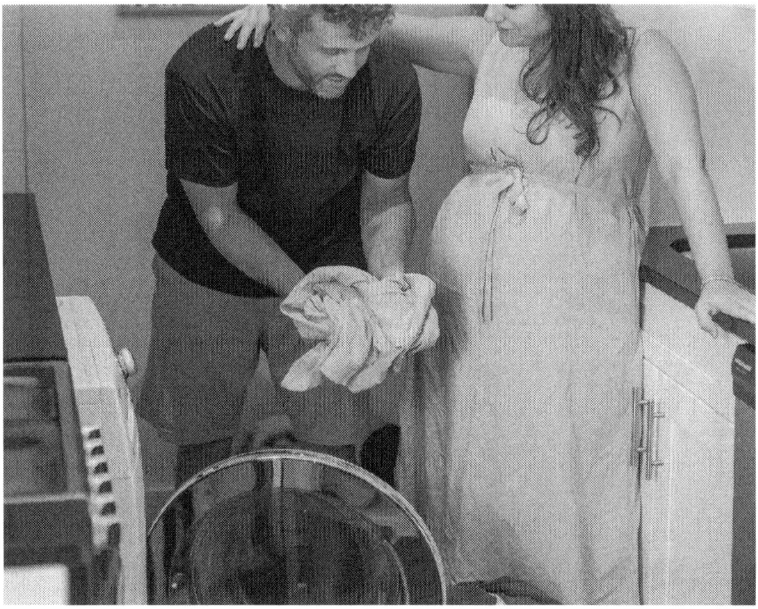

Photo by Amina Filkins from Pexels

DIE PHYSISCHE UNTERSTÜTZUNG

- Um die Gesundheit des Babys zu unterstützen, sollten schwangere Frauen nach einiger Zeit nichts Schweres mehr heben und ab einem gewissen Stadium (wenn der Bauch sehr schwer wird) nicht mehr allzu lange am Stück stehen. Nehmen Sie Ihrer Partnerin Hausarbeit ab (auch wenn Sie sich diese bereits teilen) und gönnen ihr dadurch noch etwas mehr Ruhe und Entspannung.

- Rauchen Sie nicht in der Gegenwart Ihrer schwangeren Partnerin und verzichten Sie ebenso darauf, Alkohol in ihrer Anwesenheit zu trinken – beides Dinge, die in der Schwangerschaft vollkommen fehl am Platz sind.

- Oft mögen es schwangere Frauen, massiert zu werden. Massieren Sie Ihre Partnerin und schlagen Sie damit gleich zwei Fliegen mit einer Klappe: Denn durch das gezielte tägliche Massieren des Bauchs, aber auch der Arme, der Beine und der Hüften Ihrer Partnerin beugen Sie der Bildung von Schwangerschaftsstreifen gezielt und zuverlässig vor.

- Kochen Sie die Lieblingsspeisen Ihrer Partnerin. Muss sie aufgrund bestimmter Rahmenbedingungen, wie zum Beispiel der Diagnose „Schwangerschaftsdiabetes", einer bestimmten Ernährung folgen, nehmen Sie ihr das Rechnen der Kalorien und die Ermittlung der richtigen Zusammensetzung der Gerichte ab und kochen für sie.

- Kaufen Sie Ihrer Partnerin ein Schwangerschafts-/Stillkissen, das nicht nur das Baby angenehm während des Stillens nach der Geburt stützt, sondern auch eine gute Stütze für den immer größer werdenden Bauch ist und Ihrer Partnerin folglich das Schlafen erleichtert, wenn dies von Tag zu Tag schwerer wird.

DIE EMOTIONALE UNTERSTÜTZUNG

- Vermeiden Sie Kommentare über das Gewicht Ihrer Partnerin, obgleich es während der Schwangerschaft vollkommen normal und natürlich ist, dass die Frau an Gewicht zunimmt.

- Sagen Sie Ihrer Partnerin, wie schön sie ist.

- Teilen Sie ihr mit, dass Sie sehen, was sie leistet, und erkennen Sie an, dass es nicht immer leicht ist, ein Baby in sich zu tragen. Allein die Tatsache, dass Sie das mitteilen, stellt für viele Frauen eine seelisch äußerst wohltuende Unterstützung dar.

- Sprechen Sie über Ihre Zweifel und Ängste und zeigen Sie Ihrer Partnerin damit, dass sie nicht allein mit ihren eigenen Zweifeln und Ängsten dasteht. Sie bieten ihr somit zugleich den Raum, um über die Dinge zu sprechen, die sie beschäftigen und bewegen.

- Begleiten Sie Ihre Frau zu den Vorsorgeuntersuchungen. Es handelt sich bei den Untersuchungen nicht nur um Ihr Kind: Manchmal haben die schwangeren Frauen Angst vor den Untersuchungen. Sie befürchten, dass die Untersuchungen negative Nachrichten mit sich bringen könnten. In diesem Fall hilft es Ihrer Partnerin, dass Sie mit dabei sind.

- Achtet Ihre Partnerin auf ihre Ernährung, sehen Sie davon ab, bestimmte Dinge vor ihren Augen zu essen. Eine gesunde und ausgewogene Ernährung spielt im Übrigen nicht nur für Ihre schwangere Partnerin, sondern auch für Sie selbst eine essenzielle Rolle.

Eine weitere Form der emotionalen Unterstützung Ihrer Partnerin stellt die solidarische Gewichtszunahme dar. Sicherlich müssen Sie sich dafür nicht etwa einen großen Bauch anessen, doch ein bisschen Solidarität Ihrer Partnerin gegenüber ist nie verkehrt.

In der Regel müssen Sie sich jedoch gar nicht sonderlich darum bemühen, während der Zeit der Schwangerschaft zuzunehmen. Dafür, dass Sie ebenfalls einen kleinen Bauch entwickeln, sorgt das sogenannte „Couvade-Syndrom".

KAPITEL 7

WIR SIND SCHWANGER – DAS COUVADE-SYNDROM

Ihre Partnerin ist schwanger – Sie sind schwanger. Stopp! Sind Sie das? Werden Sie „mitschwanger“, wenn Ihre Partnerin ein Baby erwartet?

Das Couvade-Syndrom gibt, auch wenn es keine wirkliche und somit auch nicht medizinisch anerkannte Diagnose ist und ebenso wenig die Ursachen für das Phänomen der „mitschwangeren Männer“ klar sind, eine Antwort auf diese Frage. Als Mann sind Sie in der Regel gemeinsam mit Ihrer Partnerin schwanger.

Allein durch die Tatsache, dass Sie ebenfalls zugreifen, wenn Ihre Partnerin eine Heißhungerattacke hat, und durch das große Angebot an Hamsterkäufen, die im Einkaufswagen gelandet sind, förmlich zum

Naschen genötigt werden, nehmen Sie automatisch und ganz nebenbei ebenso ein paar Kilos zu.
Kurz gesagt handelt es sich beim Couvade-Syndrom um eine Form der Scheinschwangerschaft. In der Psychologie bezeichnen Fachkräfte dieses Phänomen auch als „Co-Schwangerschaft". Das heißt, dass Sie als Partner einige der Symptome beklagen, die bei Frauen in der Schwangerschaft auftreten. Interessanterweise beziehen sich die Symptome einer solchen Scheinschwangerschaft sowohl auf den emotionalen als auch auf den physischen Bereich. Erbrechen, Sodbrennen oder auch Rückenschmerzen sowie Veränderungen des Appetits, Stimmungsschwankungen und Depressionen treten somit nicht nur bei schwangeren Frauen auf, sondern begleiten während der Schwangerschaft auch viele Männer. Somit können sich Männer unter Umständen „schwanger" fühlen und sogar einen kleinen Bauch bekommen, der gerne als „Solidaritäts-Schwangerschaftsbauch" bezeichnet wird.

Wenn Sie das nächste Mal schlecht drauf sind oder unter Stimmungsschwankungen leiden, schieben Sie das einfach auf die Hormone. Denn nicht nur bei Ihrer Partnerin, sondern auch bei Ihnen als Mann spielen die Hormone verrückt. Zwar steigen die Hormone bei Ihnen in sehr viel geringeren Mengen an als bei Ihrer Partnerin, dennoch bestätigen verschiedene Untersuchungen von werdenden Vätern, dass bei ihnen vor allem die Hormone Prolaktin und Östrogen während der Schwangerschaft der Partnerin zunehmen.

Zu derselben Zeit sinkt das Testosteronlevel bei vielen Männern ab, was aber ein allgemein verbreitetes Phänomen unter Vätern und Männern, die in einer Partnerschaft leben, darstellt. Alleinstehende Männer ohne Kinder weisen oft einen höheren Testosteronspiegel auf als Väter und Männer in einer Partnerschaft.

WAS IST DIE URSACHE DES COUVADE-SYNDROMS?

Bezüglich der Ursachen dieses Syndroms gibt es nur Mutmaßungen darüber, welche Umstände zu der „Mitschwangerschaft" von Männern führen. Im Verdacht stehen dabei unter anderem die hormonellen Veränderungen und die Psychosomatik. Wissenschaftler stehen weiterhin vor dem ungelösten Rätsel, wie Frauen in der Schwangerschaft die hormonelle Veränderung ihrer Partner genau bedingen. Dennoch scheint vieles darauf hinzudeuten, dass diese Veränderungen des Hormonspiegels bei Männern zum Auftreten des Couvade-Syndroms führen.

Bezüglich der Veränderung des Hormonspiegels vermuten Wissenschaftler biochemische Signalstoffe, die die werdende Mutter ausstrahlt, oder die Beeinflussung des Hormonhaushalts durch die Veränderung, die neuen Erwartungen und die allgemein besondere Zeit der Schwangerschaft, die auch der Partner als sehr aufregend und neu wahrnimmt.

Plausibel klingt es außerdem, die Psychosomatik für das Auftreten des Couvade-Syndroms verantwortlich zu machen. Sowohl die Schwangerschaft als auch die Geburt stellen für die Männer eine besondere Situation dar und bringen eine neue Verantwortung sowie vollkommen unbekannte und neue Aufgaben mit sich. Unbewusst kann es so zu der körperlichen und auch emotionalen Nachahmung der schwangeren Partnerin kommen. Wissenschaftler vermuten, dass dies vor allem dann der Fall ist, wenn die werdenden Eltern in einer sehr harmonischen und engen Partnerschaft leben.

Allgemein bedeutet die Schwangerschaft Ihrer Partnerin für Sie eine sehr interessante und spannende Zeit, sodass es vollkommen normal ist, Ängste und Zweifel zu haben oder nicht zu wissen, wie Sie sich verhalten sollen. Sprechen Sie mit anderen Männern und Vätern und denken Sie daran, dass Ihre Ängste eine Chance für Sie bieten, an Ihrer Vaterrolle zu arbeiten und Ihrem Baby somit der beste Vater zu werden, den es sich nur wünschen kann. Übrigens: In den Augen Ihres Babys sind Sie immer der beste Papa der ganzen Welt!

Und das passiert mit ihr!

Zu einer Beziehung gehören immer zwei, zu einer Schwangerschaft ebenso! Aus diesem Grund ist es, obwohl es in diesem Buch in allererster Linie um das Vaterwerden geht, unerlässlich, die zweite Seite der Medaille – die Seite Ihrer Partnerin – zu betrachten. Verstehen Sie, was eigentlich mit Ihrer Partnerin passiert, was in ihrem Körper vorgeht und mit welchen Umständen sie zu kämpfen hat, wird es Ihnen sehr viel leichter fallen, für Ihre Partnerin da zu sein, sie zu stärken und zu unterstützen.

Denn in einigen Fällen kann das Verhalten Ihrer Partnerin, sofern Sie nicht wissen, was dafür verantwortlich ist, Ihnen recht merkwürdig erscheinen und in Ihren Augen keinen Sinn machen. Keine Sorge – in vielen Fällen versteht sich Ihre Partnerin selbst nicht und kann sich nicht erklären, wieso sie weint, wenn Sie die Schlüssel im Eisfach wiederfindet oder wenn Sie die Werbung über Spülmittel im Fernseher sieht – Seife ins Auge bekommen?

Sehen wir uns also an, was mit Ihrer Partnerin während der Schwangerschaft passiert, mit welchen Umständen sie zu kämpfen hat und was ihr guttut. Keiner verlangt von Ihnen, (schwangere) Frauen voll und ganz zu verstehen. Doch in kleinen Schritten können Sie sich nun dem Gefühl nähern, das Ihre schwangere Partnerin während der Schwangerschaft verspürt, und bringen somit sehr viel einfacher Verständnis für sie auf.

EIN MAL HORMONCHAOS AN DER COCKTAILBAR

Was kommt Menschen in der Regel als Erstes in den Sinn, wenn sie das Wort „Schwangerschaft" fallen hören? Sicherlich „Baby" und „Sex", doch auch der Begriff „Hormone" erscheint sehr vielen Menschen vor ihrem inneren Auge, sobald sie den Begriff „Schwangerschaft" hören. Dazu muss gesagt werden, dass sich die Hormone ihren Ruf beziehungsweise ihren Bekanntheitsgrad sehr fleißig erarbeitet haben und diesen immer und immer wieder bestätigen. Die Hormone wollen Ihrer Partnerin nicht einfach nur einen Grund für die plötzlichen Heulkrämpfe oder Essattacken liefern, sondern sie haben in der Tat eine nicht zu unterschätzende und sogar wichtige Daseinsberechtigung.

Bereits zu Beginn der Schwangerschaft schüttet der Körper Ihrer Partnerin Hormone aus, die die bedeutende Aufgabe haben, für das Fortführen der Schwangerschaft zu sorgen. Wenn man es also einmal ganz drastisch sagt, würde die Schwangerschaft schneller beendet sein, als sie angefangen hat, wenn der Körper der Frau nicht die entsprechenden Hormone mit dem Beginn der Schwangerschaft ausschütten würde. Zudem sorgen die Hormone für eine gute Versorgung des Kindes und helfen ihm durch die Schaffung der nötigen Rahmenbedingungen dabei, sich gut zu entwickeln. Durch den großen Einfluss, den die Hormone vor allem zu Beginn der Schwangerschaft auf Ihre Partnerin nehmen, entstehen bei ihr die nicht selten gefürchteten Stimmungsschwankungen. Auf diese gehen wir gleich noch etwas genauer ein.

Die Hormone beziehungsweise das Chaos an Hormonen führen jedoch nicht nur zu Stimmungsschwankungen, sondern sie sorgen auch dafür, dass sich der Körper verändert. Die Brüste wachsen und schmerzen unter

Umständen und auch der Bauch nimmt circa ab dem zweiten Drittel der Schwangerschaft immer mehr an Volumen und an Gewicht zu.

Nicht nur Sie, sondern auch, oder besser gesagt: vor allem Ihre Partnerin trifft dieses Hormonchaos besonders stark. Aus diesem Grund weiß sie ab und zu nicht, wie ihr geschieht, geschweige denn, wie sie mit der Situation umgehen soll. Das ist vor allem dann der Fall, wenn es sich um die erste Schwangerschaft handelt. Allerdings ist nicht ausgeschlossen, dass das Hormonchaos Ihre Partnerin mit voller Wucht und unvorbereitet trifft, wenn sie schon einmal schwanger war. Denn jede Schwangerschaft gestaltet sich anders und jede Frau empfindet auch jede Schwangerschaft anders.

Machen Sie sich also keine Sorgen, wenn Ihre Partnerin unter dem Chaos der Hormone leidet und es vielleicht sogar an Ihnen auslässt. Es gehört nahezu schon als fester Bestandteil zu der Schwangerschaft dazu, dass sich das Hormonchaos bemerkbar macht und auf dem roten Teppich, den es selbst für sich ausgerollt hat, glänzt. Doch jede Aufregung ebbt irgendwann ab. Die Hormone und das Chaos, das sie verursachen, mögen im ersten Moment im Rampenlicht glänzen, doch nach einiger Zeit verlieren sie ihre Wirkung und Ihre Partnerin wird sich an die Umstellung der Hormone und somit an das neue Gefühl, das in ihrem Körper herrscht, gewöhnen.

MAL SO, MAL SO – HALLO STIMMUNGSSCHWANKUNGEN!

Himmelhoch jauchzend, zu Tode betrübt – Sie dachten, Sie hätten das nach der Pubertät hinter sich gelassen? Dann dürfen Sie sich auf die Schwangerschaft Ihrer Partnerin freuen, die aufgrund des Chaos der

Hormone von vielen Stimmungsschwankungen begleitet wird.
Die Hormone schlagen dabei gleich von mehreren Seiten auf ihre Stimmung. Auf der einen Seite sorgt bereits das Hormonchaos an und für sich für Stimmungsschwankungen. Es bringt aber noch weitere Effekte, wie zum Beispiel eine sehr starke Müdigkeit, Sodbrennen und Übelkeit mit sich, die vor allem in den ersten drei Monaten der Schwangerschaft auftreten. Diese Umstände schlagen zusätzlich auf das Gemüt Ihrer Partnerin und begünstigen die Stimmungsschwankungen. Sie werden sich ab und zu von dem Auf und Ab der Gefühle Ihrer Partnerin überfordert fühlen. Und Ihre Partnerin weiß oft selbst nicht, wie ihr geschieht und wie sie sich nun verhalten soll.

Sie kann, selbst wenn sie möchte, nichts effektiv gegen die Stimmungsschwankungen unternehmen. Da sie sich jedoch in der Arbeitswelt nicht plump an ihren Chef oder an ihre Arbeitskollegen wenden oder im Supermarkt ihren Frust an der Kasse auslassen kann, weil die sauren Gurken ausverkauft waren, sind Sie eben der Sündenbock, der wie gerufen kommt. Wenn Sie nicht schuldig sind, werden Sie eben schuldig gemacht – ganz egal, ob es der Weltschmerz ist, der Ihre Partnerin plagt, ob ihr das Laufen in den hohen Schuhen schwerfällt oder der Hund in der Werbung nicht genug Beachtung findet – Sie bekommen die Stimmungsschwankungen in der Regel ab.

Sehen Sie es positiv, nach dem Motto „Geteiltes Leid ist halbes Leid“, und nehmen Sie die Vorwürfe, die dem Mund Ihrer Partnerin entgleiten könnten, nicht allzu ernst. Trösten Sie sich damit, dass diese Stimmungsschwankungen bei vielen Frauen zum zweiten Trimester nachlassen.
Weitere Dinge, die Sie machen können, um Ihre Partnerin zu unterstützen, wenn sie mit den Stimmungsschwankungen zu kämpfen

hat, ist es, mit ihr zu reden und sie zu fragen, wie es ihr geht. Nimmt sie Ihr Gesprächsangebot an, kann sie über ihre Gefühle sprechen und so etwas Luft aus der angespannten Situation lassen. Vielleicht mögen Sie keine Lösung finden, doch allein das Reden wirkt oft schon Wunder.

Sollten Sie allerdings merken, dass Ihre Partnerin nicht allein unter Stimmungsschwankungen, sondern unter einer dauerhaft negativen Einstellung leidet oder schon beinahe depressiv zu sein scheint, sollten Sie die Situation etwas genauer über einen längeren Zeitraum hinweg beobachten. Denn in Bezug auf das Hormonchaos und die Stimmungsschwankungen gibt es den sogenannten „Schwangerschaftsblues". Das ist, einfach gesagt, eine vorübergehende Phase der besonderen Traurigkeit, die ebenso unter dem Begriff „Schwangerschaftsdepression" bekannt ist, die von betroffenen Frauen jedoch als sehr belastend empfunden wird. Ermutigen Sie Ihre Partnerin in diesem Fall dazu, sich an ihren Frauenarzt oder an ihre Hebamme zu wenden, um professionelle Hilfe zu erhalten.

WO WAR NOCHMAL...? – DIE SCHWANGERSCHAFTSDEMENZ UND DER HAUSSCHUH IM SCHNEE

Wenn Sie sich fragen, was Ihre Frau mit Hausschuhen im Schnee, dem Schlüssel im Blumentopf oder dem Schlafanzug im Supermarkt macht, steckt mit einer sehr großen Wahrscheinlichkeit die sogenannte „Schwangerschaftsdemenz" dahinter.

Das Schöne an der Schwangerschaft ist, dass die Schwangeren nicht verzweifelt nach einem Sündenbock suchen müssen, dem Sie die Schuld für bestimmte Situationen in die Schuhe schieben können. Denn es ist im Grunde genommen recht einfach: Entweder sind Sie oder aber die Hormone schuld.

So nehmen die Hormone während der Schwangerschaft unter anderem die Schwangerschaftsdemenz auf ihre Kappe. Nehmen Sie es Ihrer Partnerin nicht übel, wenn sie ab und an Dinge vergisst und sich nicht mehr daran erinnert, wo sie bestimmte Sachen hingelegt hat.

Zwar handelt es sich bei der Schwangerschaftsdemenz, die während der Stillzeit ihren Namen in „Stilldemenz" ändert, um keine medizinisch anerkannte Form der Demenz, da die Hirnzellen durch sie nicht unwiederbringlich absterben. Eigentlich ist genau das Gegenteil der Fall: Sieht man sich das Gehirnvolumen der Frauen nach der Schwangerschaft an, ist sogar zu erkennen, dass es deutlich zunimmt. Studien betätigen, dass das Gehirnvolumen dabei vor allem in den Regionen zunimmt, die sich auf Emotionen und die Lösung von Problemen konzentriert. Das heißt, das Gehirn fokussiert sich zum größten Teil auf die Beziehung zwischen Mutter und Kind.
Trotz alledem können Frauen in dieser Zeit das Gefühl haben, unter einer Form der Demenz zu leiden.

Schuld daran sind wiederum die Hormone, wobei sie bezüglich der Schwangerschaftsdemenz vor allem in den letzten beiden Trimestern der Schwangerschaft mit voller Wucht zuschlagen. Dass Frauen in dieser Zeit der Schwangerschaft öfter etwas vergessen, liegt daran, dass sie müde sind und Schwierigkeiten damit haben, sich zu konzentrieren.
Obgleich es sich also um keine wirkliche Demenz handelt, zeigen Studien, dass es sich bei der Schwangerschaftsdemenz um ein messbares Phänomen und keinesfalls nur um ein subjektives Empfinden handelt.

Um genau zu sein, ist es Studien gelungen, diese Schwierigkeiten bezüglich des Konzentrations- und Merkvermögens bei rund 80 Prozent aller Schwangeren und Stillenden festzustellen.

Um dem Übeltäter nicht nur den allgemeinen Begriff „Hormone" zu geben, sondern ihn etwas greifbarer zu machen, müssen Sie wissen, dass in der Schwangerschaft verschiedene Hormone eine Rolle spielen. Unter anderem steigt der Spiegel der beiden Hormone Oxytocin und Prolaktin an, die die Aufgabe haben, die Bindung zwischen Mutter und Kind zu fördern. Diese Hormone steigen vor allem zum Ende der Schwangerschaft und zum Beginn der Stillzeit an, was dazu führt, dass sich die werdende beziehungsweise frischgebackene Mutter voll und ganz auf ihr Kind und die Bindung zu ihrem Kind konzentriert. Aufgrund der Tatsache, dass die Mutter ihre volle Aufmerksamkeit ihrem Kind schenkt, hat sie nicht mehr viel Raum, um sich auf die anderen alltäglichen Dinge zu konzentrieren. Da diese in den Hinterkopf gelangen, vergessen die Frauen viele Dinge, was dann eben unter dem Namen der Schwangerschaftsdemenz bekannt ist.

Neben diesen beiden genannten Hormonen kann auch das Stresshormon Cortisol die Schwangerschaftsdemenz begünstigen. Je mehr Stress sich die Frau macht, umso mehr steigt ihr Cortisolspiegel. Und je mehr der Cortisolspiegel ansteigt, umso mehr nimmt die Vergesslichkeit zu. Zu den Stressquellen, die das Ansteigen des Cortisolspiegels begünstigen, gehören unter anderem die Schlafprobleme, mit denen Schwangere vor allem zum Ende der Schwangerschaft hin kämpfen.

Ihre Partnerin ist den Faktoren, die zur Bildung der Schwangerschaftsdemenz beitragen, nicht hilflos ausgesetzt. In der Tat können bereits ein paar kleine Änderungen im Verhalten und dem Alltag Ihrer Partnerin dazu beitragen, dass die Schwangerschaftsdemenz nicht allzu schlimm ausfällt. Unterstützen Sie Ihre Partnerin, indem Sie auf folgende Aspekte achten:

- Vermeiden Sie, dass Ihre Partnerin übermäßigem Stress ausgesetzt ist, und übernehmen Sie Aufgaben im Haushalt.
- Schaffen Sie Ihrer Partnerin Freiraum, sodass sie schlafen kann. Das gilt sowohl für die Zeit der Schwangerschaft als auch für die Zeit nach der Geburt.
- Unterstützen Sie Ihre Partnerin beim Essenmachen und kochen Sie für sie. Legen Sie in diesem Zusammenhang Wert auf eine gesunde und ausgewogene Ernährung und behalten Sie unter Umständen Besonderheiten, die Ihre Partnerin in Bezug auf die Ernährung einhalten muss, im Hinterkopf. Was es bei der Ernährung alles zu beachten gibt, erfahren Sie gleich noch genauer.
- Kochen Sie Ihrer Partnerin ab und zu einen Tee oder bereiten Ihr einen Saft mit etwas Wasser zu, sodass sie ausreichend Flüssigkeit zu sich nimmt.
- Wenn Ihre Partnerin nach der Geburt Ihres Kindes stillen möchte, unterstützen Sie sie dabei. Denn während des Stillens produziert der Körper Hormone, die die Ausschüttung von Cortisol hemmen.
- Schenken Sie Ihrer Partnerin einen Terminkalender oder einen Notizblock, in den sie sich wichtige Termine und Aufgaben notieren kann. Selbst wenn sie etwas vergessen sollte, hilft ihr der Notizblock auf die Sprünge. Voraussetzung ist nur, dass dieser seinen festen Platz hat und Ihre Partnerin nicht vergisst, wo sie ihn hingelegt hat.

Beobachten Sie Ihre Partnerin und schätzen ein, ob es sich bei ihrer Stimmung und bei ihrer Vergesslichkeit lediglich um Stimmungsschwankungen und die Schwangerschaftsdemenz handelt oder ob sie möglicherweise antriebslos, traurig und niedergeschlagen ist. Diese Anzeichen weisen, solange sie über einen längeren Zeitraum hinweg andauern, wie Sie bereits wissen, auf einen möglichen Schwangerschaftsblues hin.

SEX BOMB, SEX BOMB, ... - SEX IN DER SCHWANGERSCHAFT

Dass Sie und Ihre Partnerin Sex hatten, lässt sich aufgrund des immer weiterwachsenden Bauches in der Schwangerschaft nicht negieren. Die Frage, die sich nun für viele Frauen, aber auch für viele Männer stellt, ist die Frage danach, wie es sich mit dem Sex während der Schwangerschaft verhält.

Vielleicht haben Sie sich bereits dabei ertappt, wie Sie den Gedanken an Sex verworfen haben, weil Sie Angst davor haben, das Baby zu verletzen, oder weil es Ihnen schlicht und ergreifend merkwürdig vorkommt, Sex mit Ihrer Partnerin zu haben, während ein kleines Baby in ihrem Bauch heranwächst.

Es ist vollkommen normal, dass Ihnen der Gedanke an Sex – vor allem in den ersten Wochen der Schwangerschaft – komisch vorkommt und Sie etwas gehemmt sind. Bei vielen Männern tritt das Phänomen ein, dass sie ihre Partnerin nicht sexuell attraktiv finden, sondern eher einen sehr ausgeprägten Beschützerinstinkt entwickeln. Sie sehen Ihre Partnerin während der Schwangerschaft möglicherweise als sehr zerbrechlich an, was bei Ihnen den Drang hervorruft, sie zu beschützen. Sex gehört dabei nicht zu den Bedürfnissen, die Sie während dieser Zeit verspüren.

Allerdings kann sich dies von Mann zu Mann anders gestalten und sich auch immer wieder ändern. Haben Sie sich erst einmal mit dem Gedanken angefreundet, dass Ihre Partnerin ein kleines Lebewesen in ihrem Bauch trägt, und haben Sie die Gewissheit vom Frauenarzt erhalten, dass Sex kein Problem darstellt, lösen sich unter Umständen Ihre Hemmungen und Sie können, sofern Ihre Partnerin möchte, ohne Probleme Sex haben.

Es kann eventuell sein, dass Ihre Partnerin keine Lust auf Sex hat, was auf die deutlich erhöhte Durchblutung der Geschlechtsteile zurückzuführen ist. Diese Durchblutung kann bei einigen Frauen dazu führen, dass sie extrem sensibel auf Berührungen reagieren und deshalb keine Lust auf Sex haben, oder dass sie – im Gegenteil – eine sehr viel größere Lust auf Sex verspuren als zuvor.

Machen Sie sich keine Sorgen um Ihr ungeborenes Kind – in der Gebärmutter und dem Fruchtwasser erfährt Ihr Kind einen umfangreichen Schutz, und das Einzige, was es vom Sex mitbekommt, sind die Glückshormone, die der Körper beim Orgasmus der Frau ausschüttet und die somit einen sehr positiven Einfluss auf das Baby haben.

Wichtig ist, dass Sie sich auf jeden Fall das Einverständnis des Frauenarztes einholen, dass Sex kein Problem darstellt. Verzichten Sie jedoch, selbst wenn Ihnen der Frauenarzt seine Einwilligung gegeben hat, darauf, sich an neuen und besonders außergewöhnlichen Positionen zu versuchen. Dass sich Ihre Partnerin vor dem Sex diese Einwilligung einholt, stellt eine sehr wichtige Voraussetzung dar, um sicherzustellen, dass der Geschlechtsverkehr garantiert keine Gefahr für das ungeborene Baby darstellt.

Verläuft eine Schwangerschaft vollkommen normal und ohne Komplikationen, stellt Sex also absolut kein Problem dar. Allerdings gibt es einige Umstände, auf die Sie achten sollten und bei denen Sex in der Schwangerschaft nicht nur unangemessen, sondern vor allem gefährlich für das ungeborene Baby ist.

Der Frauenarzt Ihrer Partnerin bestimmt, wann und inwiefern Sex in der Schwangerschaft in Ordnung ist und wann es ein Risiko darstellt. Zu den Situationen, die ein Risiko für Ihr ungeborenes Baby in der Schwangerschaft darstellen, sofern Sie Sex mit Ihrer Partnerin haben, gehören:

- Infektionen
- Blutungen
- frühere Fehl- oder Frühgeburten
- ein ungünstig liegender Mutterkuchen
- vorzeitige Wehen
- Verlust von Fruchtwasser
- Mehrlingsschwangerschaft

Allgemein sollte Ihre Partnerin, sofern Sie eine Risikoschwangerschaft hat, auf Sex verzichten. Leidet Ihre Partnerin noch nicht unter Blutungen, merkt aber, dass nach dem Sex Blutungen auftreten, sollte sie diese auf jeden Fall abklären lassen. Zwar kann es vollkommen normal sein, dass es durch die Penetration in der Kombination mit der stärkeren Durchblutung der Vagina zu Blutungen nach dem Sex kommt, dennoch sollten Sie stets sichergehen und Ihre Partnerin dazu auffordern, die Blutungen auf jeden Fall abklären zu lassen.

GESTERN NOCH EIN SESAMSAMEN HEUTE SCHON EINE KLEINE PAPAYA – DIE PHASEN DER SCHWANGERSCHAFT

Haben Sie sich je gefragt, wie lange eine Schwangerschaft tatsächlich dauert? Sind Sie verwirrt, weil es an manchen Stellen heißt, dass die Schwangerschaft neun Monate dauert, und andere Menschen angeben, dass Frauen für zehn Monate schwanger sind?

Noch mehr wird Sie nun vielleicht die Aussage verwirren, dass beide Aussagen richtig sind und es immer ganz darauf ankommt, wie eine Schwangerschaft berechnet wird. Sieht man sich die Zeit ab der Empfängnis an, dauert eine Schwangerschaft im Durchschnitt 40 Wochen. Unabhängig vom Kalendermonat und der unterschiedlichen Anzahl der Tage, die ein Monat haben kann, setzt sich ein Schwangerschaftsmonat stets aus je vier Wochen zusammen. Oftmals sprechen Hebammen und Frauenärzte allerdings nicht von den Monaten, sondern von den Wochen, um so Verwirrung und Missverständnisse zu verhindern.

Doch wie gestaltet sich die Zeit der Schwangerschaft, also was genau passiert in den einzelnen Phasen? In diesem Abschnitt werden wir erstmal nur kurz als ersten Überblick darauf eingehen, während Sie weiter unten in einem der späteren Kapitel tiefer in die einzelnen Phasen der Schwangerschaft eintauchen werden.

Grundsätzlich teilt sich die Schwangerschaft in drei Trimester auf, was viele dazu einlädt, davon auszugehen, dass sich die Schwangerschaft aus insgesamt neun Monaten zusammensetzt und jedes Trimester aus drei Monaten besteht.

In jedem Trimester durchläuft nicht nur das Baby, sondern auch die Frau Veränderungen, die auf der einen Seite auf psychischer und auf der anderen Seite auf körperlicher Ebene erfolgen.

1. Im ersten Trimester entwickelt sich vor allem der Embryo. Es bilden sich das Skelett, die Muskulatur sowie die Blut- und Lymphgefäße und das Nervensystem von Gehirn und Rückenmark. So werden Sie, wenn Sie Ihre Partnerin zur Ultraschalluntersuchung begleiten, bereits das Herz Ihres Babys schlagen hören. Da jeder Entwicklungsschritt, den das Baby in den ersten zwölf Wochen der Schwangerschaft durchläuft, fundamental und lebensnotwendig ist, stellen diese ersten zwölf Wochen die bekannte „kritische Phase" dar. Das ist ebenfalls der Grund dafür, dass viele Paare mit der Verkündigung der Schwangerschaft warten, bis die ersten drei Monate vergangen sind. Die Schwangeren machen im ersten Schwangerschaftsdrittel ebenso eine große Veränderung durch, die sich zwar noch nicht optisch, dafür aber auf emotionaler und körperlicher Ebene äußert. So machen sich bei den schwangeren Frauen in den ersten drei Monaten vor allem Symptome wie Übelkeit, Müdigkeit und Stimmungsschwankungen bemerkbar.

2. Ab der 13. Schwangerschaftswoche befinden sich die Schwangeren im zweiten Trimester der Schwangerschaft. Das Kind entwickelt sich immer weiter und auf seinem Kopf fangen nach und nach an, Haare zu wachsen. Auch an den Augenlidern bilden sich mit der Zeit schon kleine und feine Wimpern. Zudem nimmt der Embryo zu dieser Zeit sehr stark an Gewicht zu, was dazu führt, dass der Bauch der schwangeren Frau im zweiten Trimester anfängt zu wachsen. Sicherlich ist es von

Frau zu Frau unterschiedlich, wann genau der Bauch sichtbar anfängt zu wachsen und wie viel er an Volumen zunimmt, doch in den meisten Fällen zeigt sich zum Ende des ersten oder zum Anfang des zweiten Trimesters ein kleiner Bauch. Zudem stellt das zweite Trimester die Zeit dar, in der die schwangeren Frauen in der Regel die ersten Bewegungen des Babys wahrnehmen. Während der Bauch zwar wächst und an Volumen zulegt und somit bei einigen Frauen zu Rückenschmerzen führt, fühlen sich viele Schwangere im zweiten Trimester deutlich wohler als im ersten. Die Übelkeit und die Müdigkeit lassen in der Regel nach, was für ein allgemein sehr viel besseres Wohlbefinden der Schwangeren sorgt. Aus diesem Grund stellt das zweite Trimester der Schwangerschaft den Zeitpunkt dar, an dem sich Reisen und Unternehmungen am besten durchführen lassen. Achten Sie jedoch darauf, dass sich Ihre Partnerin nicht übernimmt und für ausreichend Entspannung und Erholung sorgt.

3. Die letzten Wachstumsschübe macht das Kind im dritten Trimester, also in den letzten Wochen der Schwangerschaft. Aus diesem Grund wächst der Bauch immer weiter und die Organe fangen an, nach oben zu drücken, während sich das Baby Platz macht. Das führt bei vielen Frauen zu Rückenschmerzen, Sodbrennen und Schlaflosigkeit. Doch bald ist es geschafft und Sie werden Ihr Baby in den Armen halten, nachdem die Wehen bei Ihrer Partnerin eingesetzt haben und sie Ihr Baby auf die Welt bringt.

DIE OPTIMALE ERNÄHRUNG FÜR IHRE PARTNERIN

Vielleicht kennen Sie es schon: Sie gehen gemeinsam mit Ihrer Partnerin durch den Supermarkt und ein Produkt nach dem anderen landet im Einkaufswagen. Selbst die schnellsten Kassierer kommen kaum mehr hinterher damit, alle Produkte einzuscannen. Ihre Partnerin scheint für eine ganze Armee kochen oder eine große Party feiern zu wollen, mit all den Snacks und Süßigkeiten, die im Einkaufswagen gelandet sind.

Doch wie Sie bestimmt schon wissen, gehören Snacks und Süßigkeiten nicht unbedingt zu einer gesunden und ausgewogenen Ernährung dazu. Vor allem für Frauen, die nicht nur Verantwortung für sich selbst, sondern auch für ein ungeborenes Kind tragen, das in ihnen wächst, spielt eine gesunde und vollwertige Ernährung eine fundamentale Rolle.

Neben der Tatsache, dass sich Ihre Partnerin während der Schwangerschaft zum größten Teil gesund ernähren sollte, gibt es noch einige weitere Dinge, auf die sie achten sollte. Als ihr Partner können Sie sie dabei tatkräftig unterstützen. Nehmen Sie die Schwangerschaft Ihrer Partnerin so zum Beispiel als Anlass, um auch an Ihrer eigenen Ernährung zu feilen und sich intensiver mit einer ausgewogenen Ernährung auseinanderzusetzen.

Einige grundlegende Aspekte, die Sie in Bezug auf die Ernährung Ihrer Partnerin wissen sollten, sind unter anderem die folgenden:

1. Unter Umständen fällt es Ihrer Partnerin vor allem im ersten Drittel der Schwangerschaft schwer, Mahlzeiten zu sich zu nehmen oder bei sich zu behalten, weil sie unter einer großen Übelkeit leidet. In diesem Fall sollten Sie nicht versuchen, sie zum Essen zu überreden. Bereiten Sie ihr vielmehr kleinere gesunde

Snacks zu und ermutigen Sie sie dazu, mehrere kleine Mahlzeiten zu sich zu nehmen. Um der Übelkeit entgegenzuwirken, ist es empfehlenswert, darauf zu achten, dass der Magen nie wirklich leer ist. So können Sie Ihre Partnerin im Kampf gegen die Übelkeit unterstützen. Sollten Sie übrigens feststellen, dass sich Ihre Partnerin mehr als drei bis fünf Mal pro Tag übergibt und selbst Wasser nicht bei sich behält, sollten Sie gemeinsam mit ihr einen Arzt aufsuchen. Denn in einem solchen Fall kann es sein, dass sie unter einer schweren Form der Übelkeit, dem übermäßigen Schwangerschaftserbrechen, leidet.

2. Ihre Partnerin muss nicht für zwei Personen essen. Der Spruch „Essen für zwei" mag eine schöne Ausrede sein, mit der sich Ihre Partnerin das zweite Stück Kuchen reservieren kann, doch in Wahrheit steigt der Energiebedarf in der Schwangerschaft nicht sehr stark an. Während Ihre Partnerin im ersten Trimester nicht mehr Energie braucht als zuvor, steigt der Bedarf an Energie ab dem vierten Schwangerschaftsmonat um lediglich 250 Kalorien pro Tag an. Haben Sie bereits einmal einen Blick auf die Nährstoffangaben geworfen, die sich auf der Packung von Müsliriegeln oder auf dem Becher eines Joghurts befinden, werden Sie feststellen, dass Ihre Partnerin nicht mehr als einen Joghurt, einen Müsliriegel oder ein Brot mehr essen muss, um ihren gestiegenen Energiebedarf in der Schwangerschaft decken zu können. Es reicht im Grunde genommen aus, einfach ein paar Nudeln oder etwas mehr Reis zu den Hauptmahlzeiten zu servieren, um den leicht gestiegenen Energiebedarf zu decken.

3. Unter Umständen leidet Ihre Partnerin unter Heißhungerattacken oder hat plötzlich ganz besondere Gelüste. Wer kennt es nicht:

das Beispiel vom Brot mit der Nuss-Nougat-Creme und den sauren Gurken! Eigentlich spricht nichts dagegen, wenn Ihre Partnerin ihren Gelüsten nachgibt und ab und an zu Chips oder Schokolade oder auch anderen Süßigkeiten und salzigen Snacks greift. Allerdings sollte dies eine Ausnahme darstellen und auf keinen Fall zur Gewohnheit werden. Finden Sie besser heraus, welches Bedürfnis sich hinter den Gelüsten verbirgt. Denn wenn Ihre Partnerin Lust auf Gummibärchen oder Fast Food hat, steckt oft ein bestimmter Mangel hinter diesem Heißhunger.

Bezüglich des Stillens des Heißhungers können Sie sich an den folgenden Tipps orientieren:

- Die Lust auf Süßigkeiten kann mit gesunden Kohlenhydraten, die in Samen, Nüssen und getrockneten Früchten enthalten sind, gestillt werden.

- Die Lust auf Schokolade weist auf einen Bedarf an Magnesium hin, sodass dieser Lust durchaus nachgegeben werden kann. Am besten greift Ihre Partnerin dafür jedoch auf Schokolade zurück, die einen hohen Anteil an Kakao aufweist. Sonnenblumenkerne, Kürbiskerne sowie Cashewkerne stellen ebenfalls eine gute Alternative dar.

- Die Lust auf Salz basiert oft auf einem Mangel an Natrium, den Ihre Partnerin mit dem Verzehr von Seefisch oder Oliven decken kann.

- Schreit der Körper nach Fast Food, deutet das auf einen Mangel an ungesättigten Fettsäuren hin, der mit den gesättigten Fettsäuren aus besagtem Fast Food nicht gedeckt wird. Vielmehr sollte für diese Zwecke auf Nüsse, Samen und Avocados zurückgegriffen werden.

Wissen Sie, wie sich eine gesundheitsfördernde Ernährung zusammensetzt? Und was auf den Teller gehört, um nicht nur den Hunger zu stillen, sondern den Körper auch mit allen essenziellen Nährstoffen zu versorgen?

Bedenken Sie immer, dass Ihre Partnerin neben dem (leicht) erhöhten Energiebedarf ebenso einen erhöhten Bedarf an Nährstoffen aufweist, da sie nicht nur ihren eigenen Organismus, sondern auch den Organismus des ungeborenen Babys versorgen muss. Am besten achten Sie darauf, dass Ihre Partnerin pro Tag circa fünf Portionen Getreide oder Kartoffeln (Kohlenhydrate), vier Portionen Hülsenfrüchte und Gemüse und zwei Portionen Obst zu sich nimmt.

Solange die Lebensmittel, auf die Ihre Partnerin zurückgreift, zum größten Teil Bestandteil einer ausgewogenen Ernährung darstellen, kann sie die unterschiedlichsten Gerichte genießen. Behalten Sie in diesem Zusammenhang jedoch im Hinterkopf, dass einige Lebensmittel in der Schwangerschaft eine Gefahr für das ungeborene Baby darstellen können und dass einige Hygieneregeln gelten, um sicherzustellen, dass Lebensmittel kein Risiko fürs Baby und den Verlauf der Schwangerschaft sind. Zu den Lebensmitteln, die absolut verboten sind oder nur unter bestimmten Bedingungen und mit der notwendigen Vorsicht genossen werden dürfen, gehören unter anderem:

- nicht gewaschenes Obst und Gemüse
- rohes Fleisch
- Rohmilch und Rohmilchprodukte

- roher Fisch
- rohe Eier
- Alkohol und Zigaretten
- chininhaltige Getränke und Koffein

Natürlich handelt es sich bei diesem Ratgeber nicht um ein Ernährungsbuch für Schwangere, doch da Sie als Partner und werdender Vater Ihres Babys ebenso Verantwortung tragen wie Ihre Partnerin und da die Ernährung ein großes Thema während der Schwangerschaft darstellt, sollten Sie die Grundlagen der richtigen Ernährung in der Schwangerschaft kennen, um Ihrer Partnerin somit gut und zuverlässig unter die Arme greifen zu können.

Wieso sollten Sie also darauf achten, dass sich die genannten Lebensmittel nicht oder nur unter bestimmten Voraussetzungen auf dem Speiseplan Ihrer Partnerin wiederfinden?

- Nicht gewaschenes oder nicht gründlich genug gewaschenes Obst und Gemüse, rohes Fleisch und auch roher Schinken, Salami etc. können Toxoplasmose hervorrufen. Erkrankt Ihre Partnerin während der Schwangerschaft an Toxoplasmose, hat das mitunter lebensbedrohliche Folgen für Ihr ungeborenes Baby. Sollte Ihre Partnerin bereits vor der Schwangerschaft an Toxoplasmose erkrankt sein (was in der Regel vollkommen ohne Symptome verläuft und für gesunde Menschen absolut kein Risiko darstellt), weist sie eine Immunität auf. Ob dies der Fall ist, stellt der Frauenarzt in der Regel im Rahmen der ersten Untersuchungen fest, die der Feststellung und Bestätigung der Schwangerschaft folgen.

- Rohmilch und Rohmilchprodukte werden, im Gegensatz zur

pasteurisierten Milch und den Milchprodukten aus pasteurisierter Milch, nicht erwärmt, was dazu führt, dass nicht alle Bakterien abgetötet werden. Das sorgt zwar für einen besonders leckeren Geschmack der Milch und der entsprechenden Milchprodukte, allerdings geht das zugleich mit dem möglichen Vorhandensein von Listerien einher, die im Körper zu der gefährlichen Listeriose führen. Wie die Toxoplasmose stellt auch die Listeriose einen nicht zu unterschätzenden und unter Umständen sogar lebensgefährlichen Umstand für das ungeborene Kind dar.

- Rohe Eier bringen unter Umständen die Gefahr der Salmonelleninfektion mit sich. Aus diesem Grund sollte Ihre Partnerin Eier immer nur gekocht oder gebraten essen und stets darauf achten, auf Speisen wie Tiramisu und Mousse au Chocolat zu verzichten. Salmonellen stellen für das ungeborene Kind eine indirekte Gefahr dar. Eine Salmonelleninfektion greift das Baby zwar nicht direkt an, doch Ihre Partnerin leidet unter Umständen unter Übelkeit, Durchfall und Erbrechen. Dadurch verliert sie sehr viel Flüssigkeit und Nährstoffe, die dann nicht nur ihr, sondern auch dem Baby fehlen. Hält diese Infektion zu lange an, wird Ihr ungeborenes Baby nicht ausreichend mit den nötigen Nährstoffen versorgt.

- Roher Fisch birgt ebenfalls eine Salmonellengefahr, während Fisch aus der Dose, wie zum Beispiel Thunfisch, mit vielen Schwermetallen belastet ist. Ihre Partnerin sollte Fischsorten wie zum Beispiel Thunfisch und Heilbutt aus diesem Grund nicht allzu oft genießen und, so gut es ihr möglich ist, meiden.

- Alkohol und Nikotin gelangen ungehemmt über den Organismus Ihrer Partnerin in den Organismus des ungeborenen Babys.

Zudem verhindert Nikotin die ausreichende Durchblutung der Plazenta und hemmt somit auf Dauer die Versorgung des Babys mit den wichtigen Nährstoffen. Unter Umständen führt das zu einer Mangelversorgung des Babys. Ganz davon abgesehen, dass durch den Konsum dieser Genussmittel das Risiko einer Früh- oder Fehlgeburt rasant zunimmt.

- Koffein regt sowohl den Stoffwechsel als auch die Herzfrequenz an, verengt die Gefäße, erschwert die Aufnahme von Eisen und verschlechtert zu guter Letzt die Versorgung der Plazenta mit Sauerstoff und Nährstoffen, sodass Ihre Partnerin am besten nur zwischen zwei und drei Tassen Kaffee täglich trinken und voll und ganz auf Energydrinks mit einem hohen Koffeingehalt verzichten sollte. Chininhaltige Getränke wiederum bringen wehenfördernde Eigenschaften mit sich, sodass Ihre Partnerin am besten auf Bitter Lemon und Tonic Water verzichtet und ihren Durst beziehungsweise den Bedarf an zwischen 1,5 und 2 Litern Flüssigkeit pro Tag lieber mit Wasser, ungesüßtem Tee oder mit Wasser verdünntem Saft ohne Zuckerzusatz deckt.

Achten Sie aus diesen Gründen unbedingt darauf, dass das Obst und das Gemüse, das Ihre Partnerin isst, immer gut und gründlich gewaschen sind, Fleisch und Fisch ordentlich durchgebraten sind und Eier nur gekocht, gebraten oder in der weiterverarbeiteten Form wie in Kuchen verzehrt werden. Waschen Sie sich jedes Mal sorgfältig die Hände, bevor Sie Essen für Ihre Partnerin zubereiten.

Sie sollten außerdem nie Gemüse mit dem Messer schneiden, mit dem Sie vorher rohes Fleisch geschnitten haben, sofern Sie nicht vorhaben, das Gemüse zu braten. Auch die Arbeitsflächen müssen stets gründlich gereinigt werden. Kaufen Sie zudem kein Fleisch, keine Wurst und auch keinen Käse von der Frischetheke. Dort kommen unterschiedliche Sorten über die Schneidemaschine in Kontakt und die Erreger könnten sich somit auch auf sonst eigentlich sicheren Sorten wiederfinden und in den Organismus Ihrer Partnerin gelangen. Dasselbe gilt für Salate und Smoothies, die Sie sich unterwegs kaufen können: Zur Sicherheit sollte vollständig auf ihren Verzehr verzichtet werden.

Zu guter Letzt sollten Sie, sofern Sie Ihren Haushalt mit einer oder mehreren Katzen teilen, die Reinigung des Katzenklos übernehmen. Denn Katzen gelten als einer der häufigsten Überträger der Erreger der Toxoplasmose. Diese finden sich dabei im Katzenkot wieder, sodass Sie verhindern sollten, dass Ihre Partnerin in den Kontakt mit dem Katzenkot kommt und das Katzenklo reinigt. Wenn Ihnen diese Aufgabe nicht sowieso bereits zufällt, sollten Sie diese zumindest während der Zeit der Schwangerschaft übernehmen.

Wie sieht es nun aber mit den Nährstoffen aus? Inwiefern steigt neben dem Energiebedarf auch der Bedarf nach bestimmten Nährstoffen? Hier erhalten Sie eine kleine Übersicht über die Nährstoffe, die Ihre Partnerin in der Schwangerschaft braucht, und darüber, aus welcher Quelle sie diese Nährstoffe beziehen kann. In der Regel sollte Ihre Partnerin, sofern ihre Schwangerschaft problemlos verläuft und solange sie Wert auf eine gesunde und vollwertige Ernährung legt, keine Probleme mit einem Mangel an bestimmten Nährstoffen haben.

Nährstoff	Bedarf	Quelle
Folsäure	550 mg pro Tag	Orangensaft Nüsse Hülsenfrüchte Milch und Milchprodukte Nahrungsergänzungsmittel
Eisen	30 mg pro Tag	Hülsenfrüchte Fleisch und Fisch grünes Gemüse Vollkorngetreide
Jod	230 mg pro Tag	Schalentiere Seefisch mit Jod versetztes Salz Algen
Kalzium	Bei Frauen unter 19 Jahren liegt der tägliche Bedarf bei 1.000 mg, bei Frauen ab 19 Jahren beläuft sich der tägliche Bedarf auf 1.200 mg.	mit Kalzium angereichertes Mineralwasser Milch und Milchprodukte **Brokkoli, Fenchel und Grünkohl**
Zink	10 mg pro Tag	Milch und Milchprodukte Eier Geflügel, Schweine-, Rind- und Lammfleisch Vollkornprodukte Hülsenfrüchte Mohn Nüsse und Trockenfrüchte Weizenkeime

Magnesium	**310 mg pro Tag**	Sojabohnen Milch und Milchprodukte Mineralwasser mit einem hohen Magnesiumgehalt Fisch Geflügel Vollkornprodukte
Vitamin A	**1,1 mg pro Tag**	Eier Fisch grünes Blattgemüse wie Spinat und Kohl orangefarbenes Gemüse wie Kürbis und Karotten
Vitamin B6	**1,9 mg pro Tag**	Kartoffeln Vollkornprodukte Bananen Fisch Schweine- und Hühnerfleisch
Vitamin C	**110 mg pro Tag**	Zitrusfrüchte Spinat Beeren Gemüse wie Spinat, Brokkoli, Fenchel und Paprika Kartoffeln
Vitamin E	**13 mg pro Tag**	Haselnüsse Öle wie Sonnenblumen-, Mais-, Raps- und Weizenkeimöl

Eiweiß	**58 g pro Tag**	Eier Milch und Milchprodukte Hülsenfrüchte mageres Fleisch und magerer Fisch Brot Kartoffeln
Omega-3-Fettsäuren	**200 mg pro Tag**	Fisch, vor allem Lachs, Hering, Makrele und Rotbarsch Pflanzenöle wie Walnuss-, Raps- und Leinöl

Interessant in Bezug auf die Nährstoffe ist, dass:

1. Ihre Partnerin ihrem Körper die Aufnahme von Eisen erleichtert, indem sie die eisenreichen Lebensmittel in Kombination mit Vitamin-C-reichen Lebensmitteln zu sich nimmt.

2. Folsäure den einzigen Nährstoff darstellt, den Frauenärzte in der Regel zu Beginn der Schwangerschaft als Nahrungsergänzungsmittel verschreiben. Ihre Partnerin sollte darauf verzichten, Nahrungsergänzungsmittel zu sich nehmen, sofern ihr ihr Frauenarzt nicht ausdrücklich dazu geraten und sie ihr verschrieben hat. In der Regel reicht eine ausgewogene, vollwertige Ernährung aus, um den Nährstoffbedarf in der Schwangerschaft zu decken. Anders gestaltet sich dies bei der veganen und in einigen Fällen bei der vegetarischen Ernährung. In diesen Fällen sollte der behandelnde Frauenarzt darüber informiert werden.

3. der Organismus Ihrer Partnerin Eiweiß sehr viel besser aufnehmen und verarbeiten kann, wenn Sie das Eiweiß aus pflanzlichen oder tierischen Produkten kombinieren.

Einen besonderen Fall bezüglich der Ernährung stellt die Diagnose „Schwangerschaftsdiabetes" dar. Denn wenngleich Obst einen wichtigen Bestandteil einer gesunden Ernährung darstellt, dürfen Frauen, die unter Schwangerschaftsdiabetes leiden, Obst nicht in rauen Mengen verzehren. Grund dafür ist der Fruchtzucker, der in den einzelnen Obstsorten steckt. Zudem muss sie bei Kohlenhydraten aufpassen und einer strikten Ernährung folgen.

Viele Menschen machen sich sofort große Sorgen, wenn sie den Begriff „Diabetes" hören, und denken direkt an lebenslanges Spritzen und strikte Diäten. Allerdings muss in diesem Zusammenhang erwähnt werden, dass es sich beim Schwangerschaftsdiabetes um eine besondere Form des Diabetes handelt und dass die betroffenen Frauen in der Regel nur während der Schwangerschaft unter dem Diabetes leiden und nach der Geburt und einigen folgenden Untersuchungen bezüglich des Schwangerschaftsdiabetes wieder ein vollkommen normales Leben führen können. Darüber hinaus müssen sich nur wenige Frauen unter den Schwangeren, die während der Zeit der Schwangerschaft mit der Diagnose „Schwangerschaftsdiabetes" leben müssen, Insulin über eine Spritze spritzen.

Vielleicht haben Sie schon einmal davon gehört, dass Frauen, die während der Schwangerschaft die Diagnose „Schwangerschaftsdiabetes" erhalten, Babys auf die Welt bringen, die ein sehr hohes Geburtsgewicht aufweisen. Zwar besteht durchaus das Risiko, dass die Babys etwas schwerer auf die Welt kommen, allerdings ist das kein Muss, und es gibt zahlreiche Frauen, die, selbst wenn sie unter Schwangerschaftsdiabetes leiden, Kinder mit einem vollkommen durchschnittlichen Geburtsgewicht auf die Welt bringen.

Mit dem Hormonchaos in der Schwangerschaft und der neuen Situation steht Ihre Partnerin oft bereits vor einer sehr großen Herausforderung, sodass die Diagnose nach dem Zuckertest, der mit zu den Routineuntersuchungen in der Schwangerschaft gehört, für viele Frauen ein Schock ist. Sie müssen sich dann nicht mehr einzig und allein an die psychische und physische Veränderung gewöhnen, sondern sich zu allem Überfluss nun auch noch mit der richtigen Ernährung bei Schwangerschaftsdiabetes auseinandersetzen.

Umso hilfreicher ist es für sie, dass Sie Ihrer Partnerin dabei unter die Arme greifen, also nicht vor ihr schlemmen und gemeinsam mit ihr einem bestimmten Ernährungsplan folgen. Übernehmen Sie auch gerne das Kochen, so oft es Ihnen möglich ist, suchen Sie neue Rezepte und finden Sie Möglichkeiten, trotz der Diagnose und der Vorsicht, die mit ihr einhergeht, schlemmen zu können.

Unterstützen Sie Ihre Partnerin ebenso mental und erinnern sie immer wieder daran, dass es nicht ihre Schuld ist, wenn sie unter Schwangerschaftsdiabetes leidet. Zwar könnten die bisherige Ernährung, eine bereits vorhandene Diabeteserkrankung oder ein sehr hohes Gewicht die Diagnose „Schwangerschaftsdiabetes" begünstigen, doch ob Ihre Partnerin unter Diabetes während der Schwangerschaft leidet, ist nicht ausschließlich von diesen Umständen abhängig. Ihre Partnerin ist nicht „schuld" und könnte, so gesehen, selbst dann die Diagnose

„Schwangerschaftsdiabetes" erhalten, wenn sie sich gesund und ausgewogen ernährt.

Mit Ihrer Unterstützung kommt Ihre Partnerin mit Sicherheit sehr viel besser mit der Diagnose klar und leidet nicht allzu sehr darunter, statt Chips Karotten oder Gurken vor dem Fernseher zu snacken, wenn Sie mit im Boot sitzen. Unterstützen Sie Ihre Partnerin ebenfalls auf jeden Fall bei dem Durchführen der Maßnahmen, die sie vom Frauenarzt oder dem Ernährungsberater erhalten hat. Denn mit einigen Umstellungen bezüglich der Ernährung und ein paar gezielten Vorsichtsmaßnahmen bekommen Frauen den Schwangerschaftsdiabetes gut in den Griff. Gehen Sie und Ihre Partnerin allerdings nicht gewissenhaft mit der Diagnose um, könnte das nicht nur für Ihr ungeborenes Kind, sondern auch für Ihre Partnerin einige unerfreuliche Folgen mit sich bringen.

Mögliche Folgen für Ihr ungeborenes Baby	Mögliche Folgen für Ihre Partnerin
Unterzuckerung nach der Geburt Frühgeburt hohes Geburtsgewicht	Harnwegsinfekte Bluthochdruck

Umso wichtiger ist es aus diesem Grund, dass auch Sie wissen, welche Lebensmittel Ihre Partnerin essen darf und bei welchen Produkten die Menge das Gift macht und sie somit Vorsicht walten lassen sollte.

Unter die Kategorie der erlaubten Lebensmittel fallen:

- Obst und Gemüse
- Vollkornprodukte

- fettarmer Fisch
- Hülsenfrüchte
- fettarme Milch und fettarme Milchprodukte (achten Sie dabei jedoch auf jeden Fall darauf, dass diese aus pasteurisierter Milch bestehen)
- Eier (sofern diese nicht roh sind)

Dieser Kategorie steht die Kategorie der Lebensmittel gegenüber, bei der Vorsicht geboten ist:

- Reis
- Nudeln
- Weizenmehlprodukte
- Kartoffeln
- Brot

Mit salzigen Snacks, süßen Getränken und allgemein mit Süßigkeiten sollte Ihre Partnerin generell nie übertreiben.

Unterstützen Sie Ihre Partnerin bezüglich dieser wichtigen Ernährungsaspekte und helfen ihr dabei, gut durch die Schwangerschaft zu kommen, muss sie nach der Geburt lediglich den Blutzuckerspiegel erneut kontrollieren lassen und im Anschluss daran für einige Zeit weiterhin im Blick behalten, um so sicherzustellen, dass sich alles wieder im Normalzustand befindet.

Wie Sie sehen, gibt es bei der Ernährung in der Schwangerschaft durchaus einige Dinge zu beachten, sodass es für Ihre Partnerin umso beruhigender ist, wenn Sie sich auf Sie und Ihre tatkräftige Unterstützung sowie Ihr Wissen verlassen kann und sich nicht alleingelassen fühlt. Sie mag Ihr ungeborenes Kind austragen, doch die Verantwortung für das Baby tragen sowohl Ihre Partnerin als auch Sie – und zwar ab dem ersten Tag der Schwangerschaft.

Was es sonst noch zu wissen gibt

Nun wissen Sie, was während der Schwangerschaft mit Ihrer Partnerin und auch mit Ihnen passiert. Doch neben den beschriebenen Aspekten, die während der Schwangerschaft eine fundamentale Rolle spielen, gibt es noch weitere interessante und wissenswerte Dinge, über die Sie Bescheid wissen sollten.

Wissen Sie zum Beispiel schon, wie der neue Erdenbewohner heißen soll oder wie die Frauenarztbesuche ablaufen werden? Haben Sie sich schon einmal Gedanken darüber gemacht, wie die Geburt ablaufen wird und wie es danach weitergeht? Haben Sie vor, in Elternzeit zu gehen? Wollen Sie sich die Elternzeit mit Ihrer Partnerin teilen? Wer beantragt das Elterngeld? Wie Sie sehen, bleiben noch viele Fragen offen, die mit der Schwangerschaft Ihrer Partnerin aufkommen. Keine Sorge: In den kommenden Abschnitten erfahren Sie alles, was Sie noch wissen müssen, sodass Sie sich so gut, wie man sich auf den neuen und spannenden Lebensabschnitt als werdender und anschließend frischgebackener Vater eben vorbereiten kann, tatsächlich vorbereiten können.

DIE SCHWANGERSCHAFT IN IHREN EINZELNEN PHASEN

Sie haben weiter oben bereits einen Einblick in die drei Trimester der Schwangerschaft erhalten. Doch was passiert genau mit Ihrem ungeborenen Baby in dem Körper Ihrer Partnerin? Welche Entwicklungssprünge macht

Ihr Baby? Das alles sind Fragen, die sich nicht nur werdende Mütter, sondern auch werdende Väter stellen, weshalb Sie hier nun einen etwas detaillierteren Überblick über die einzelnen Wochen der Schwangerschaft erhalten und somit ganz genau nachvollziehen können, wie sich Ihr Baby gerade entwickelt und was es bereits alles kann.

Woche 1 bis Woche 3: Die erste bis dritte Schwangerschaftswoche stellt die Zeit der Unsicherheit dar. Denn in der Regel wissen sehr viele Frauen in diesen Wochen noch gar nicht, dass sie schwanger sind, sofern sie nicht aktiv einen Kinderwunsch haben und die fruchtbaren Tage berechnen sowie ihren Zyklus im Auge behalten.

Woche 4: In der vierten Schwangerschaftswoche kann eigentlich erst davon gesprochen werden, dass die Frau wirklich schwanger ist. Denn in dieser Woche nistet sich der Embryo erst ein.
Woche 5: Ihre Partnerin verspürt in der fünften Schwangerschaftswoche mit einer hohen Wahrscheinlichkeit bereits ein Ziehen im Unterleib und weitere Symptome wie ein Spannungsgefühl in den Brüsten, Stimmungsschwankungen oder auch Übelkeit, die allesamt für die Schwangerschaft sprechen. Besuchen Sie in der fünften Schwangerschaftswoche gemeinsam mit Ihrer Partnerin einen Frauenarzt und führt dieser eine Ultraschalluntersuchung durch, werden Sie bereits einen kleinen Punkt auf dem Bild sehen können.

Woche 6: Einen der wichtigsten Meilensteine erreicht der Embryo in der sechsten Schwangerschaftswoche. Denn sein Herz fängt dann an zu schlagen und dieser Herzschlag kann auch schon auf dem Ultraschall gesehen werden.

Woche 7: In der siebten Schwangerschaftswoche ist die Frau in der Regel sehr müde und schlapp, da die Schwangerschaftshormone nun mit voller Wucht zuschlagen. Zudem stellt der Frauenarzt rund um diesen Zeitraum den Mutterpass aus, der alle wichtigen Informationen rund um den Embryo und die werdende Mutter enthält.

Woche 8: In der Regel findet in der achten Schwangerschaftswoche die erste große Vorsorgeuntersuchung statt. Der kleine Embryo weist nun sehr große Ähnlichkeiten mit einem kleinen Gummibärchen auf und löst auf dem Bildschirm des Ultraschalls eine große Emotion bei den werdenden Eltern aus.

Woche 9: Die neunte Schwangerschaftswoche zeichnet sich durch die Tatsache aus, dass der Embryo nun kein Embryo mehr ist, sondern sich zum Fötus entwickelt. Ihre Partnerin könnte zu dieser Zeit Beschwerden mit ihrer Verdauung haben und unter Umständen stört sie sich nun auch an bestimmten Gerüchen.

Woche 10: Der Fötus, der im Körper Ihrer Partnerin heranwächst, entwickelt sich immer weiter und durchläuft eine rasante Entwicklung. So weist er nun schon individuelle Züge auf: Unter anderem verfügt er bereits über ein individuelles Fingermuster! Seine Organe entwickeln sich immer weiter und der Fötus legt an Größe und an Gewicht zu.

Woche 11: Die ersten Beschwerden der Frühschwangerschaft, mit denen sehr viele Frauen in den ersten drei Monaten der Schwangerschaft zu kämpfen haben, klingen nun nach und nach ab. Ihre Partnerin braucht ab jetzt deutlich mehr Flüssigkeit, weshalb Sie darauf achten sollten, dass Ihre Partnerin ausreichend trinkt.

Woche 12: Mit der zwölften Schwangerschaftswoche sinkt das Risiko einer Fehlgeburt drastisch, sodass sich viele schwangere Frauen jetzt entspannen. Außerdem hat sich der Körper langsam an das Chaos der Hormone gewöhnt und Sie werden sehen, dass Ihre Partnerin nicht nur aufgrund Ihres besseren Wohlbefindens aufblüht: Ihre Haare werden mehr glänzen und ihre Haut strahlt.

Woche 13: In der 13. Schwangerschaftswoche startet das zweite Trimester der Schwangerschaft und Ihr Baby kann inzwischen hören. Das Hörvermögen ist inzwischen insofern entwickelt, dass es Geräusche wahrnehmen kann. Sprechen Sie so viel und so oft wie möglich mit Ihrem Baby. Es wird Ihre Stimme somit nach und nach wiedererkennen, auch nach der Geburt.

Woche 14: Mit etwas Glück liegt das Baby bei der Ultraschalluntersuchung so, dass der Frauenarzt bestimmen kann, welches Geschlecht es hat. Es gelingt jedoch nicht immer, das Geschlecht zu bestimmen, da das Baby zu diesem Zeitpunkt der Schwangerschaft noch sehr viel Platz in der Gebärmutter hat und förmlich in ihr „herumturnt".

Woche 15: Während die Bestimmung des Geschlechts in der 14. Schwangerschaftswoche nur mit etwas Glück gelingt, ist es sehr viel wahrscheinlicher, dass der Frauenarzt dies in der 15. Schwangerschaftswoche schafft. Die 15. Schwangerschaftswoche stellt außerdem den Zeitpunkt dar, zu dem Sie sich mit Ihrer Partnerin nach und nach um eine Hebamme kümmern sollten, die sie bei der Vorsorge sowie bei der Nachsorge im Wochenbett nach der Geburt begleitet.

Woche 16: Ihr Baby turnt munter im Bauch Ihrer Partnerin herum. Es sollten nun alle Untersuchungen, die unter die Pränataldiagnostik fallen, abgeschlossen sein. Was Sie sich unter diesen Untersuchungen genau vorstellen dürfen, erfahren Sie weiter unten noch genauer, wenn die Rede von den Untersuchungen während der Schwangerschaft ist.

Woche 17: Das Gehör des Babys hat sich im Laufe der Wochen immer weiter entwickelt, sodass es immer mehr und immer bewusster Geräusche aus der Umgebung wahrnimmt. Sie sollten Ihrer Partnerin nun vermehrt Arbeit abnehmen und vor allem dafür Sorge tragen, dass sie keine schweren Lasten mehr hebt.

Woche 18: Es ist von Frau zu Frau unterschiedlich, wann die Schwangere die ersten Bewegungen des Babys im Bauch wahrnimmt. Im Durchschnitt geschieht dies allerdings rund um die 18. Schwangerschaftswoche herum. Ihre Partnerin kann zu dieser Zeit unter Umständen unter Sodbrennen leiden.
Woche 19: Nach der ersten großen Vorsorgeuntersuchung im ersten Trimester folgt nun die zweite große Vorsorgeuntersuchung. Diese muss nicht exakt in der 19. Schwangerschaftswoche erfolgen, findet aber um diese Zeit herum statt. Ihre Partnerin wird bemerken, dass ihr Bauch ab und an hart wird. Das ist kein Grund zur Unruhe, sondern vollkommen normal. Denn in der 19. Schwangerschaftswoche finden die sogenannten Übungswehen statt, die der Körper zur Vorbereitung auf die spätere Geburt durchführt. Schließlich ist nun knapp die Hälfte der Schwangerschaft geschafft. Es kann in diesem Zusammenhang unter anderem dazu kommen, dass Ihre Partnerin Probleme mit dem Ein- und dem Durchschlafen hat.

Woche 20: Halbzeit! Die Hälfte der Schwangerschaft ist schon vorbei. Während Ihr Baby immer weiter wächst, ist es für Sie und Ihre Partnerin an der Zeit, sich um die Elternzeit zu kümmern. Wer möchte in Elternzeit gehen? Und für wie lange? Wer beantragt das Kindergeld? Mehr zur Elternzeit erfahren Sie im weiteren Verlauf dieses Buches.

Woche 21: Das Gehirn des Fötus entwickelt sich rasant weiter.

Woche 22: In der 22. Schwangerschaftswoche beziehungsweise ab der 22. Schwangerschaftswoche können Sie, wenn Sie Ihre Hand von außen auf den immer größer werdenden Bauch Ihrer Partnerin legen, spüren, wenn das Baby Schluckauf hat. Das kommt relativ oft vor und stellt keinen Grund zur Beunruhigung dar. Die Schwangere hat ab dieser Schwangerschaftswoche nicht selten mit Wadenkrämpfen und mit Hitzewallungen zu kämpfen.

Woche 23: Da sich die Muskeln und die einzelnen Körperteile des Babys kontinuierlich entwickeln und es zugleich an Größe und Gewicht zulegt, entwickelt es auch immer mehr Kraft. Mit dieser immer größer werdenden Kraft werden auch seine Tritte stärker, sodass es Ihrer Partnerin unter Umständen sogar wehtun kann, wenn das Baby an bestimmte Stellen tritt.

Woche 24: Während Ihr ungeborenes Baby zu diesem Zeitpunkt schon an seinem Daumen nuckeln kann, steht für Ihre Partnerin ein wichtiger Test in dieser Schwangerschaftswoche oder rund um diese Schwangerschaftswoche an. Es handelt sich um den Test, der Ihrer Partnerin dabei hilft herauszufinden, ob sie der Blutgruppe Rhesus-negativ angehört und somit unter Umständen Antikörper gegen das Baby entwickeln könnte, sofern es nicht dieselbe Blutgruppe aufweisen sollte.

Woche 25: In der 25. Schwangerschaftswoche ist Ihr Baby noch keinesfalls bereit dazu, auf die Welt zu kommen. Dennoch stehen die Überlebenschancen, falls es in dieser Woche oder rund um diese Schwangerschaftswoche auf die Welt kommen sollte, recht gut, dass es überlebt. Sie sollten sich ab dieser Woche gemeinsam mit Ihrer Partnerin nach und nach darum bemühen, alle Sachen für das Baby vorzubereiten, und sich langsam Gedanken über den Namen machen. Denn wenngleich durchaus noch etwas Zeit bis zur Geburt ist, nehmen die Vorbereitungen sowie die Suche nach dem richtigen Namen einiges an Zeit in Anspruch.

Woche 26: Ihr Baby hält die Augen in den ersten Monaten der Schwangerschaft geschlossen und öffnet sie erst in der 26. Schwangerschaftswoche. Aus diesem Grund bieten sich ab diesem Zeitpunkt Ultraschalle in 3D sehr gut an. In der Regel bieten alle Frauenärzte einen solchen 3D-Ultraschall an, allerdings ist er nicht in den klassischen Standardvorsorgeuntersuchungen enthalten. Aus diesem Grund könnten Kosten für die Durchführung des 3D-Ultraschalls anfallen. Zudem findet rund um diesen Zeitraum herum der Zuckertest statt, von dem Sie eventuell schon gehört haben. In der Regel handelt es sich dabei um den sogenannten „kleinen Zuckertest", der, sofern er unauffällig ist, bestätigt, dass Ihre Partnerin nicht unter Schwangerschaftsdiabetes leidet. Sollte der kleine Zuckertest jedoch Auffälligkeiten aufweisen, kann es sein, dass der Frauenarzt einen zweiten Test vorschlägt, der den Namen „großer Zuckertest" trägt. Bei diesem Test kann dann genauer festgestellt werden, ob Ihre Partnerin unter Schwangerschaftsdiabetes leidet oder nicht.

Woche 27: Es ist wichtig, dass Sie, selbst wenn sich Ihr Baby noch im Bauch Ihrer Partnerin befindet, in Kontakt zu ihm treten, mit ihm sprechen und den Bauch Ihrer Partnerin streicheln. Ab der 27. Schwangerschaftswoche ist zu erkennen, dass das Baby sowohl mit Ihnen als auch mit Ihrer

Partnerin interagiert und auf die Zuwendung, die Sie ihm schenken, reagiert. Sie können so zum Beispiel miteinander „spielen“: Drücken Sie mit dem Finger leicht an eine Stelle auf dem Bauch Ihrer Partnerin, tritt das Baby vielleicht mit dem Fuß oder mit der Hand gegen genau diese Stelle. Dieses Spiel bereitet den werdenden Eltern viel Spaß und festigt bereits jetzt die Bindung zwischen Eltern und Kind. Bei Ihrer Partnerin kann es ab dieser Schwangerschaftswoche durch die vorhandenen Hormone allerdings vermehrt zu Stimmungsschwankungen kommen.

Woche 28: Ihr Baby wächst immer weiter und langsam wird es in der Gebärmutter enger und enger. Das führt dazu, dass sich die Organe Ihrer Partnerin verschieben und dass sie unter Umständen unter Sodbrennen leidet. Ihr Baby macht nicht nur einen körperlichen, sondern auch einen mentalen Sprung und entwickelt in dieser Schwangerschaftswoche die Fähigkeit zu träumen.

Woche 29: Das Baby ist inzwischen so groß und auch so stark, dass Sie seinen Fußabdruck möglicherweise durch die Bauchdecke sehen können, wenn es mit dem Fuß von innen gegen den Bauch Ihrer Partnerin tritt. Zudem steht rund um diese Schwangerschaftswoche der letzte große Ultraschall, den der Frauenarzt im Rahmen der Vorsorgeuntersuchungen durchführt, an.

Woche 30: Die Geburt rückt immer näher. Ihr Baby gilt nicht mehr als Frühchen, wenn es nach 38+0, also zum Beginn der 39. Schwangerschaftswoche auf die Welt kommt. Da nicht mehr viel Zeit bis zur Geburt fehlt, bereitet sich der Körper Ihrer Partnerin nach und nach immer mehr auf die Geburt vor. Das macht er durch die Übungswehen.

Woche 31: Bei vielen Frauen kommt es ab dieser Schwangerschaftswoche zu Wassereinlagerungen an verschiedenen Stellen des Körpers. Besonders viele Frauen haben in diesem Zusammenhang mit Einlagerungen in den Beinen, den Knien und den Händen zu kämpfen. In der 31. Schwangerschaftswoche ist die Zeit gekommen, sich mit der Suche nach und dem Besuch eines Geburtsvorbereitungskurses zu beschäftigen. Der Geburtsvorbereitungskurs geht dabei nicht nur Ihre Partnerin, sondern auch Sie als werdenden Vater etwas an. Sie lernen dort viele interessante und wichtige Dinge rund um die Geburt und die Zeit nach der Geburt. Zudem treffen Sie dort auf andere Paare und können sich mit anderen werdenden Vätern austauschen.

Woche 32: Rund um die 32. Schwangerschaftswoche legt Ihr Baby sehr stark an Gewicht und an Größe zu, was dazu führt, dass der Babybauch Ihrer Partnerin noch weiter wächst und somit nun nochmal einen sehr großen und nicht zu übersehenden Wachstumssprung macht.
Woche 33: Ihr Baby ist in der 33. Schwangerschaftswoche in der Regel „ausgewachsen", was die Größe angeht, und nimmt nun nur noch an Gewicht zu. Die Geburt rückt näher und Ihre Partnerin muss jetzt alle zwei Wochen in die Praxis ihrer Hebamme, um dort die Herztöne des Babys und die Wehenaktivität überprüfen zu lassen. Bei dieser regelmäßigen Kontrolle handelt es sich selbstverständlich um eine reine Vorsorge, doch da die Untersuchungen oftmals das Aufzeichnen der Herztöne und der Wehenaktivität über circa eine halbe Stunde vorsehen, ist es ratsam, Ihre Partnerin zu den Terminen zu begleiten und ihr somit Gesellschaft zu leisten.

Woche 34: Ab der 34. Schwangerschaftswoche startet offiziell der Mutterschutz. Achten Sie verstärkt auf Ihre Partnerin und beobachten, ob Sie bei ihr Symptome wie starke Übelkeit, Erbrechen oder Fieber erkennen. Denn all diese Symptome könnten mitunter auf eine nicht zu unterschätzende und teilweise recht gefährliche Schwangerschaftsvergiftung hinweisen.

Woche 35: Nutzen Sie diese Schwangerschaftswoche, um die Tasche für die Klinik zu packen. Voraussichtlich bleibt Ihr Baby noch einige Wochen in seiner Einzimmerwohnung im Bauch Ihrer Partnerin, dennoch sollten Sie die Kliniktasche immer vor der Tür stehen haben, sodass sie im Zweifelsfall direkt griffbereit ist. Ihre Partnerin wird rund um diesen Zeitraum herum Senkwehen verspüren. Diese helfen Ihrem Baby, wie Sie sich vielleicht bereits anhand des Namens denken können, dabei, in den Geburtskanal zu rutschen und somit etwas tiefer zu sinken. Sie können das in der Regel am Bauch Ihrer Partnerin erkennen, der nach den Senkwehen etwas weiter nach unten sinkt.

Woche 36: Zu der 36. Schwangerschaftswoche hat Ihr Baby nochmal sehr viel an Gewicht zugelegt und theoretisch kann es nun schon zu jeder Zeit mit der Geburt losgehen.

Woche 37: Ab der 37. Schwangerschaftswoche löst sich bei vielen Frauen der Schleimpfropf. Dieser hat im Laufe der Schwangerschaft die wichtige Aufgabe, die Gebärmutter zu verschließen und somit zu schützen. Zwar heißt es nicht, dass die Geburt direkt startet, wenn sich der Schleimpfropf gelöst hat, dennoch kann es als Anzeichen gedeutet werden, dass es nun nicht mehr lange dauern wird.

Woche 38 und 39: Bei vielen Frauen kommt es zum Ende der Schwangerschaft nicht selten vor, dass Vormilch aus ihrer Brust tritt. Das bereitet sie auf das Stillen nach der Geburt vor. Einige Frauen haben jedoch absolut keine Vormilch. Ihre Partnerin sollte aber nicht an ihrer Brust herumdrücken. In der Regel schmerzt das nur und führt zu keinem positiven Ergebnis. Ob während der Schwangerschaft Milch aus der Brust austritt oder nicht, sagt nichts darüber aus, ob die Frau nach der Geburt stillen kann. Sollte die Fruchtblase platzen, bringen Sie Ihre Partnerin direkt ins Krankenhaus.

Woche 40: Mit dem Erreichen der 40. Schwangerschaftswoche ist der errechnete Geburtstermin da. Allerdings heißt das nicht, dass das Baby genau zu diesem Termin kommen muss. Es kann entweder vor dem errechneten Geburtstermin hinauswollen oder sich noch ein paar Tage mehr Zeit lassen. Beschließt Ihr Baby, noch mehr Zeit im Bauch Ihrer Partnerin zu verbringen, erfolgt in der Regel eine intensivere ärztliche Begleitung durch sehr regelmäßige Untersuchungen im Abstand von nur wenigen Tagen.

Die Suche nach dem perfekten Namen

Es gibt eine lustige Aussage, die besagt, dass man sich gar nicht darüber bewusst ist, wie viele Menschen man eigentlich gar nicht wirklich leiden kann, bevor man sich nicht auf die Suche nach einem Namen für das eigene Baby begibt. Natürlich mögen Ihnen einige Namen schlicht und ergreifend aus dem Grund missfallen, weil Ihnen der Name einfach nicht zusagt, doch in vielen Fällen verbinden Sie Namen mit einer bestimmten Person. Wenn Ihnen ein Name nicht gefällt, stehen die Chancen hoch, dass Sie auch die Person, an die Sie der Name erinnert, nicht sonderlich mögen. Finden Sie durch das Suchen nach dem passenden Namen für Ihr Baby also nicht nur einen schönen Namen, sondern erfahren Sie auch, welche Mitmenschen Sie möglicherweise gar nicht so sehr leiden können.

Viele Frauen haben insgeheim eine Liste an Namen für Mädchen und Jungen, von denen sie vielleicht schon als kleines Mädchen geträumt haben. Auch einige Männer verfügen über eine solche Liste. Vielleicht haben Sie sich ebenfalls schon vor der Schwangerschaft Gedanken darüber gemacht, wie Sie Ihr künftiges Baby nennen könnten. Sie und Ihre Partnerin sollten im Hinterkopf behalten, dass es sich bei der Suche nach dem richtigen Namen für Ihr Baby um eine Angelegenheit handelt, die beide werdenden Elternteile etwas angeht. Zwar entscheiden sich einige Paare dafür, dass die Mutter den Namen aussucht, wenn das Baby ein Mädchen sein sollte, und der Vater den Namen bestimmt, sofern ein Junge auf die Welt kommt, oder umgekehrt. Das mag auf den ersten Blick gerecht erscheinen, doch nicht immer ist der andere Elternteil mit der Wahl des Namens einverstanden. Es ist wichtig, dass der Name wirklich beiden Elternteilen gefällt und sie hinter ihm stehen.

Wussten Sie im Übrigen, dass es sowohl sehr große Unterschiede bezüglich der Namensgebung zwischen Osten und Westen gibt als auch, dass sich der Norden und der Süden darin sehr stark voneinander unterscheiden? Um genau zu sein, sind aktuell deutlich größere Unterschiede zwischen Norden und Süden als zwischen Osten und Westen zu erkennen. Im Osten erfreuten sich vor allem englische Namen einer sehr großen Beliebtheit, doch dieser Trend hat sich inzwischen gelegt. Während sich im Norden vor allem Kinder mit den Namen Malte, Lasse, Jette und Ole befinden, leben im Süden mehr Kinder, die den Namen Korbinian, Kilian oder Frida tragen.

Einige Fragen, die Sie sich gemeinsam mit Ihrer Partnerin stellen können, um einen Namen für Ihr Baby finden zu können, sind unter anderem die folgenden:

- Soll der Name eine besondere Bedeutung haben?
- Möchte ich, dass mein Baby den Namen eines Verwandten trägt? In diesem Zusammenhang spielt zudem diese Frage eine entscheidende Rolle: Gefällt mir der Name wirklich oder bin ich von meiner Familie beeinflusst worden?
- Möchte ich gerne etwas Traditionelles oder doch lieber etwas Moderneres?
- Soll mein Baby einen oder mehrere Vornamen haben?

All diese Fragen, vor allem aber die letzte Frage, sollten bei der Namenssuche für Ihr Baby bedacht werden. Nicht selten haben Verwandte den Wunsch, den Namen eines geliebten verstorbenen Menschen weiterzugeben und die Erinnerung an diesen so wieder aufleben zu lassen. Das mag eine schöne Idee sein, doch entspricht das auch Ihrem Wunsch als Paar? Sind Sie beide damit einverstanden oder bereitet Ihnen der Gedanke daran eher Bauchschmerzen? Sie sind niemandem etwas schuldig und müssen Ihr Baby nicht zwingend nach dem Urgroßvater oder der Urgroßmutter benennen. Sie und Ihre Partnerin haben bezüglich der Namensfindung die freie Auswahl und vor allem die freie Entscheidung! Lassen Sie sich Zeit und lassen Sie sich vor allem nicht von außen beeinflussen oder unter Druck setzen.

Doch wie finden Sie nun den passenden Namen? Wie schaffen Sie es herauszufinden, welcher Name auf Ihr Baby am besten zutrifft? Wie soll es Ihnen gelingen, unter all der großen Auswahl an Namen (Sie werden überwältigt davon sein, wie viele Namen es allgemein gibt) den einen Namen zu finden, der am besten zu Ihrem Baby passt?

Im Grunde genommen können Sie den Namen für Ihr Baby überall finden. Natürlich können Sie sich ein Namensbuch zu Hilfe nehmen oder im Internet nach Namen suchen, doch auch in der alltäglichen Welt, die Sie Tag für Tag umgibt, treffen Sie auf zahlreiche schöne und ansprechende Namen: sei es in einem Kinofilm, in einer Serie oder auch im Abspann, in dem ein Name an Ihnen vorbeihuscht, der Ihre Aufmerksamkeit auf sich zieht. Sei es in Form der Lautsprecherdurchsage im IKEA durch die Information, dass ein Kind mit einem bestimmten Namen aus dem Kinderparadies abgeholt werden möchte. Sei es bei einem Kindergeburtstag, einem Spaziergang über den Spielplatz oder dem Eisessen im Eiscafé – überall sind Sie von Namen umgeben und finden somit sicher viel Inspiration.

Unabhängig davon, wo Sie den Namen für Ihr Baby finden: Passen Sie auf, wenn Sie den Namen preisgeben und ihn Ihrer Familie und Ihren Freunden mitteilen. Denn wie sagt man so schön: „Geschmäcker sind verschieden!" Aus diesem Grund kann es durchaus vorkommen, dass der Name, den Sie für Ihr Kind ausgewählt haben, einigen Menschen sehr gut gefällt, anderen Menschen hingegen gar nicht zusagt. Es kann sein, dass jeder ungefragt und vollkommen unangemessen seinen Senf zu dem Namen dazugibt und Ihnen den Namen, der Ihnen eigentlich sehr gut gefallen hat und passend zu sein schien, verdirbt.

SOLL DER NAME EINE BESONDERE BEDEUTUNG HABEN?

Sehr viele Namen haben eine bestimmte Bedeutung. Möchten Sie einen Namen mit einer besonderen Bedeutung für Ihr Kind finden, sollten Sie sich ausreichend Zeit nehmen und sich mit den vielen verschiedenen

Namen und ihren entsprechenden Bedeutungen auseinandersetzen. Allerdings hat nicht nur nahezu jeder Name eine bestimmte Bedeutung, sondern in vielen Fällen haben Menschen auch bestimmte Assoziationen zu Namen. Haben Sie vielleicht schon den Namen „Kevin" oder „Chantal" gehört und sich direkt dabei ertappt, wie sich mit dem Hören des Namens bereits ein bestimmtes Bild von der Person vor Ihrem inneren Auge ausbreitete, ohne dass Sie sie je gesehen haben? Das liegt an der Tatsache, dass Namen in vielen Fällen bestimmte Assoziationen hervorrufen und mit verschiedenen Charaktereigenschaften in Verbindung gebracht werden.

Bedeutungen	Assoziationen
Nutzen Sie am besten ein Namenslexikon, um herauszufinden, welche Bedeutung welcher Name hat. Sicherlich sollten Sie dabei nicht nur auf die Bedeutung Wert legen und den Namen ausschließlich aufgrund einer bestimmten Bedeutung auswählen. Sie sollten ebenso auf den Namen selbst achten und einen aussuchen, der Ihnen gefällt. Zwar fragen viele, ob Namen eine bestimmte Bedeutung haben (vor allem, wenn es sich um außergewöhnliche und ausländische Namen handelt), dennoch ist es entscheidend, dass Ihnen nicht nur die Bedeutung des Namens gefällt, sondern dass Sie auch Freude am Klang des Namens selbst haben.	Einigen Psychologen der Technischen Universität Chemnitz ist es gelungen, Vornamen zu ermitteln, die bestimmte Assoziationen bei uns hervorrufen. Diese Assoziationen sollten Sie zwar auf keinen Fall davon abhalten, Ihrem Baby den Namen zu geben, der Ihnen und Ihrer Partnerin gefällt, dennoch sollten Sie diese Assoziationen im Hinterkopf behalten und sich außerdem in den Kopf rufen, dass Ihr Baby später einmal zum Kind, Jugendlichen und Erwachsenen heranwächst und mit diesem Namen und den Assoziationen, die mit ihm im Zusammenhang stehen, leben muss.
Wussten Sie beispielsweise, dass der Name „Lilith" unter anderem der Name der Mutter der Dämonen ist und den plötzlichen Kindstod verursachen soll?	Im Gegenzug dazu gelten Menschen mit dem Namen „Katharina" oder „Maximilian" als intelligent.

Ein solches Lexikon kann Ihnen sehr gut dabei helfen, einen Namen zu finden, der Ihnen sowohl bezüglich des Klangs gefällt als auch mit seiner Bedeutung überzeugt.	So rufen vor allem die Namen „Chantal", „Heiko" und „Kevin" bei vielen Menschen die Assoziation eines dummen Menschen hervor.

MÖCHTE ICH, DASS MEIN BABY DEN NAMEN EINES VERWANDTEN TRÄGT?

Wie bereits erwähnt, kommt es immer wieder vor, dass Verwandte die bevorstehende Geburt eines Babys als Anlass nehmen, um die werdenden Eltern dazu zu ermuntern, zum Beispiel den Namen des (Ur-)Großvaters oder der (Ur-)Großmutter ans eigene Kind weiterzugeben. Kommt dieser Vorschlag von Ihnen oder von Ihrer Partnerin, ist es durchaus interessant, die Motivation hinter dem Wunsch zu hören, doch im Grunde genommen gilt, dass sich weder Sie noch Ihre Partnerin unter Druck gesetzt fühlen sollen.

Denken Sie des Weiteren an das künftige Leben Ihres Babys. Wie wird es sich fühlen und welchen Eindruck wird es als „Helmut" oder als „Siglind" machen, wenn es in einer Welt aufwächst, in der moderne Namen „in" sind. Sicherlich müssen Sie nicht jeden Trend mitmachen und sollten sich nicht dazu gezwungen fühlen, Ihrem Baby einen modernen Namen zu geben. Allerdings sollten Sie sich durchaus Gedanken über die Auswirkungen und die bereits genannten Assoziationen machen, die bei Menschen aufkommen, sobald sie einen bestimmten Namen hören. So denken sehr viele Menschen, sobald sie den Namen „Siegfried" oder „Elfriede" hören, nicht an ein kleines Baby, sondern eher an einen älteren Mann und eine ältere Frau.

MÖCHTEN WIR LIEBER ETWAS TRADITIONELLES ODER DOCH LIEBER ETWAS MODERNES?

Viele Eltern suchen nach einem besonders modernen Namen, während sich andere lieber an einem alten Klassiker orientieren – und die Trends der Namen geben ihnen Recht. Sowohl die modernen als auch die klassischen Namen gewinnen immer mehr an Beliebtheit, sodass Sie beim Gang auf den Spielplatz durchaus sowohl auf Kinder mit alten und klassischen Namen als auch auf Kinder mit einem modernen Namen treffen werden.

Allerdings müssen Sie dabei im Hinterkopf behalten, dass alte Namen, sofern sie sich nicht einer großen Beliebtheit erfreuen, als „altbacken" eingestuft werden könnten. Bei aktuell angesagten Namen hingegen besteht die Gefahr, dass sie früher oder später aus der Mode kommen. Sie haben jedoch nie die Garantie, dass ein Name immer modern sein und immer denselben Eindruck bei Menschen erwecken wird. Lassen Sie sich also nicht zu sehr davon beeindrucken, was als „modisch" und was als „altmodisch" gilt. Ganz davon abgesehen, dass alte und klassische Namen wieder angesagt werden und sich somit einer großen Beliebtheit erfreuen können, ändern sich Trends ständig. So sind heute Namen wieder aus der Mode, die damals noch absolut „in" waren. Der Zeitgeist ändert sich nun mal und Sie können nicht vorhersehen, ob und, wenn ja, wann und inwiefern ein Name im Trend ist oder aus der Mode kommt. So kann ein Film, der zum großen Erfolg wird, aufgrund der Namen der Protagonisten die entsprechenden Namen zu einem absoluten Erfolg machen – denken Sie nur einmal an Edward, den Vampir aus der „Twilight Saga", der den eigentlich alten Namen „Edward" zu einem sehr beliebten Babynamen gemacht hat. Wer weiß, ob dieser Name ohne den großen Erfolg dieser Buch- und Filmreihe in vielen Ländern der Welt so beliebt geworden wäre oder ob es vielleicht doch ein anderer Babyname gewesen wäre, wenn der bezaubernde Vampir einen anderen Namen getragen hätte.

Entscheiden Sie sich aus diesem Grund für einen Namen, der Ihnen gefällt und den Sie vor Ihrem Kind vertreten können. Natürlich ist mit „Sie" auch Ihre Partnerin gemeint. Sie und Ihre Partnerin sollten sich über den Namen für Ihr Baby einig sein.

SOLL MEIN BABY NUR EINEN ODER MEHRERE VORNAMEN HABEN?

Passen Sie bei der Wahl mehrerer Vornamen auf, dass Sie nicht einfach Vornamen aneinanderreihen, weil sie Ihnen gefallen und weil Sie sich nicht auf einen der Namen festlegen wollten. Das wirkt im schlimmsten Fall wie gewollt, aber nicht gekonnt. Achten Sie vielmehr darauf, dass die Namen, die Sie als Vornamen für Ihr Baby aussuchen, zusammen gut klingen und ebenfalls mit dem Nachnamen harmonieren.

Im Grunde genommen steht es Ihnen als Eltern frei, Ihrem Baby mehrere Vornamen zu geben. Allerdings gibt es eine Ausnahme, die Sie dazu verpflichtet, einen Zweitnamen für das Baby zu suchen. Das ist dann der Fall, wenn Sie sich für einen Namen entscheiden, an dem nicht genau zu erkennen ist, ob Ihr Baby ein Mädchen oder ein Junge ist. In diesem Fall müssen Sie Ihrem Baby einen Zweitnamen geben, der deutlich macht, ob es sich bei Ihrem Kind um ein Mädchen oder um einen Jungen handelt.

In Bezug auf den richtigen Namen für das Baby stellt sich die Frage, ob es möglicherweise einige Namen gibt, die verboten sind, oder ob Eltern ihren Kindern jeden erdenklichen Namen geben dürfen. In der Tat gibt es einige Namen, die verboten sind, was den Grund hat, dass sie für ein Kind unpassend sind und förmlich dazu einladen, das Kind damit zu hänseln. Außerdem gibt es hier historische Zusammenhänge, die ebenfalls dazu führen, dass ein Name heute verboten ist. Unter anderem finden sich auf der Liste der Namen, die in Deutschland verboten sind, folgende Namen wieder:

- Lenin
- Schnucki
- Omo
- Verleihnix
- Grammophon
- etc.

Die Liste geht noch lange weiter, und auch Ortsbezeichnungen gehen allgemein nicht als Name für Kinder.

KRITERIEN, DIE EIN NAME ERFÜLLEN SOLLTE

Es gibt ein paar Kriterien, die ein Name erfüllen sollte, um vom Standesamt genehmigt zu werden. In der Regel ist es richtig, dass die Entscheidung darüber, wie ein Kind heißen soll, einzig und allein bei den Eltern liegt. Allerdings genehmigt das Standesamt wie gesagt einige Namen nicht, wenn sie unangemessen erscheinen und das Kind zur Zielscheibe für Gespött machen.

So fallen unter die Kriterien, die ein Name erfüllen sollte, um vom Standesamt genehmigt zu werden, die folgenden:

- Der Vorname muss als Vorname erkennbar sein.
- Der Name muss klar zeigen, ob das Baby, das den Namen erhält, ein Mädchen oder ein Junge ist. Andernfalls müssen Sie Ihrem Baby einen zweiten Vornamen geben, an dem man dann erkennen kann, welches Geschlecht Ihr Baby hat.
- In der Regel kommt es nur selten vor, dass Standesämter Fantasienamen erlauben. Aus diesem Grund sollten Sie darauf verzichten, Ihrem Baby einen Fantasienamen geben zu wollen.
- Neben Ortsnamen werden vom Standesamt in der Regel auch Markenbezeichnungen und Titel nicht als Name genehmigt.
- Der Name darf das Kind nicht zur Zielschreibe für Spott machen.

Orientieren Sie sich bei der Namenssuche an klassischen Namen, die bereits mehrere Kinder tragen, können Sie eigentlich nichts falsch machen. Keine Sorge – Sie müssen keinen Fantasienamen erfinden, um Ihrem Kind einen originellen und seltenen Namen zu geben. Suchen Sie einfach in anderen Sprachen und Kulturen und Sie werden wunderschöne, (in Deutschland) seltene Namen finden, die das Standesamt ohne Probleme genehmigen wird.

Denken Sie daran, dass es bei der Wahl des Namens für Ihr Kind darum geht, dass sich Ihr Kind wohl mit dem Namen fühlt. Denn es wird nicht für immer ein kleines Kind sein, sondern muss sich auch als Erwachsener mit dem Namen wohlfühlen.

WIE IST ES MIT DEM NACHNAMEN?

Im Rahmen der Suche des oder der Vornamen, können Sie sich auch direkt Gedanken über den Nachnamen machen. Sind Sie mit Ihrer Partnerin verheiratet und tragen denselben Nachnamen, trägt Ihr Baby automatisch denselben Nachnamen. Doch wie gestaltet sich dieser Umstand, wenn Sie und Ihre Partnerin nicht denselben Nachnamen haben? In einem solchen Fall genießen Sie die freie Wahl, ob Ihr Baby den Nachnamen Ihrer Partnerin oder Ihren Nachnamen tragen wird. Entscheiden Sie sich für die Option, die sich für Sie am besten anfühlt. So ist es in Italien zum Beispiel vollkommen normal, dass das Kind, selbst wenn die Eltern verheiratet sind, den Nachnamen des Vaters erhält und sich, weil die Frau bei der Heirat oft ihren Nachnamen behält, nicht den Nachnamen mit seiner Mutter teilt.

Im Übrigen nehmen sich einige Paare Zeit bis zu der Geburt des Babys, um sich für einen Namen zu entscheiden. Während einige werdende Eltern bereits in der Schwangerschaft den passenden Namen finden und ihn auch nicht mehr ändern, wollen andere das Baby sehen, bevor sie sich für einen Namen entscheiden. Setzen Sie sich nicht unter Druck, und wenn Sie sich nicht für einen bestimmten Namen entscheiden können, suchen Sie sich mehrere Namen aus, die zur Auswahl stehen, und entscheiden sich nach der Geburt für den Namen, der am besten zu Ihrem Baby passt.

Die Besuche beim Frauenarzt

Ihre Partnerin wird nicht nur zum Anfang der Schwangerschaft einen Besuch beim Frauenarzt wahrnehmen, sondern auch im Laufe der Schwangerschaft immer wieder Termine bei ihrem Frauenarzt haben.

Denn der Frauenarzt hat nicht nur die Aufgabe, die Schwangerschaft festzustellen und zu bestätigen, sondern er kümmert sich gemeinsam mit der Hebamme auch um das Wohl der werdenden Mutter und des Babys. Im Rahmen der Vorsorgeuntersuchungen stellt er sicher, dass sich das Baby gut entwickelt und dass es gesund zur Welt kommt. Zudem stellt er, gemeinsam mit der Hebamme, den richtigen Ansprechpartner dar, falls Ihre Partnerin während der Schwangerschaft Beschwerden und Probleme haben sollte oder wenn die Untersuchungen des Babys ergeben, dass es bestimmte Umstände gibt, die behandelt werden müssen. So haben Frauenärzte sogar die Möglichkeit, ein Baby direkt im Bauch der werdenden Mutter zu behandeln.

Natürlich wächst das Baby im Bauch Ihrer Partnerin und nicht in Ihrem heran, doch behalten Sie stets im Hinterkopf, dass Ihre Partnerin mitunter Bedenken oder sogar Angst vor den Terminen beim Frauenarzt haben könnte. Vielleicht kennen Sie das unwohle Gefühl, das sich in Ihnen breitmacht, weil Sie Angst haben, dass mit Ihrem Baby etwas nicht stimmen könnte. Ihre Partnerin könnte dieses Gefühl ebenfalls haben, wenn sie sich zum Frauenarzt begibt.
Wenn Sie also die Zeit und die Möglichkeit haben, sollten Sie Ihre Partnerin zum Frauenarzt begleiten und ihr somit zeigen, dass Sie für sie da sind und sie unterstützen. Davon abgesehen haben Sie im Rahmen der Vorsorgeuntersuchungen, über die Sie gleich noch mehr erfahren werden, die Möglichkeit, Ihr Baby direkt auf dem Ultraschallbild zu sehen. Sie sehen Ihr Baby sozusagen in Aktion und müssen sich nicht nur mit einem Bild zufriedengeben, das Ihre Partnerin mit nach Hause bringt. Schaffen Sie es nicht, zu jeder Untersuchung mitzugehen, versuchen Sie zumindest, sich für die drei großen Vorsorgeuntersuchungen die nötige Zeit frei zu räumen, um mit dabei zu sein.

Zu den Frauenarztbesuchen zählen nämlich nicht nur die drei großen Vorsorgeuntersuchungen, sondern Ihre Partnerin wird auch ab und an zum Frauenarzt gehen müssen, um einen Zuckertest zu machen, der bestimmt, ob sie unter Schwangerschaftsdiabetes leidet, oder um schlicht und ergreifend ihr gesamtes Wohlbefinden zu beobachten und sie zu untersuchen. Nicht immer führt der Frauenarzt einen Ultraschall durch, vor allem nicht, wenn Ihre Partnerin eine ganz normale Schwangerschaft hat, die nicht unter die Kategorie „Risikoschwangerschaft" fällt.

Viele Frauenärzte bieten ihren Patientinnen allerdings die Möglichkeit an, bei jeder Untersuchung einen Ultraschall durchzuführen. Während die Krankenkasse Ihrer Partnerin die Kosten der drei großen Ultraschalluntersuchungen im Rahmen der drei großen Vorsorgeuntersuchungen deckt, muss sie für die Kosten der zusätzlichen Ultraschalluntersuchungen selbst aufkommen, es sei denn, zum Wohle des Babys oder der werdenden Mutter muss im Rahmen einer Risikoschwangerschaft oder aufgrund anderer Umstände eine genauere Untersuchung und strengere Beobachtung stattfinden.

Die Vorsorgeuntersuchungen

Eigentlich ist jede Untersuchung, die Ihre Partnerin bei einem Frauenarzt in Anspruch nimmt und durchführen lässt, eine Vorsorgeuntersuchung. Denn bei jedem Termin, den Ihre Partnerin bei ihrem Frauenarzt wahrnimmt, untersucht dieser das Baby und die Mutter und stellt somit fest, wie es den beiden geht.

Allerdings sehen wie gesagt nur drei der Vorsorgeuntersuchungen, die während der Schwangerschaft durchgeführt werden, eine Ultraschalluntersuchung vor. Ihre Partnerin kann also diese drei

Ultraschalluntersuchungen durchführen lassen, die in der Regel in der 10., der 20. und der 30. Schwangerschaftswoche stattfinden. In vielen Fällen führen Frauenärzte aber schon direkt zum Beginn der Schwangerschaft eine Ultraschalluntersuchung durch, um zu sehen, ob das Herz des Babys schlägt. Diese Untersuchung fällt in diesem Fall nicht unter die drei Ultraschallvorsorgeuntersuchungen, doch die Kosten für sie müssen von Ihrer Partnerin in der Regel nicht getragen werden.

Interessant zu wissen ist in diesem Zusammenhang außerdem, dass die Ultraschallvorsorgeuntersuchungen nur von einem Frauenarzt durchgeführt werden dürfen und sich Ihre Partnerin für diese Zwecke nicht an eine Hebamme wenden kann. Grundsätzlich können Hebammen Ihre Partnerin natürlich sehr gut und professionell auf die Geburt vorbereiten und während der Schwangerschaft begleiten und dürfen in diesem Zusammenhang einige Untersuchungen durchführen, doch die Ultraschalluntersuchungen sind dem Frauenarzt vorbehalten.

WIE OFT FINDEN DIE VORSORGEUNTERSUCHUNGEN STATT?

Die drei großen Ultraschalluntersuchungen finden ein Mal pro Trimester statt. Nimmt man noch alle anderen Vorsorgeuntersuchungen mit auf die Liste, findet pro Monat in der Regel jeweils eine Vorsorgeuntersuchung statt. Ab der 32. Schwangerschaftswoche, wenn sich Ihre Partnerin zum Ende der Schwangerschaft hinbewegt und das Baby und folglich auch der Bauch immer größer werden, finden die Untersuchungen normalerweise alle 14 Tage statt.

Eine Ausnahme dieses Rhythmus stellen Risikoschwangerschaften dar, die eine sehr viel strengere Beobachtung und Untersuchung von Mutter und Baby verlangen. In diesem Fall wird der Frauenarzt die Vorsorgeuntersuchungen für Ihre Partnerin bereits zum Anfang der Schwangerschaft alle 14 Tage veranlassen und sie genauer beobachten und untersuchen.

WIE LAUFEN DIE VORSORGEUNTERSUCHUNGEN AB?

Wenn es sich um die erste Schwangerschaft Ihrer Partnerin handelt, wissen in der Regel weder Sie noch Ihre Partnerin, was Sie eigentlich genau erwartet, wenn Sie die Räume der Praxis des Frauenarztes betreten.

Die Erstuntersuchung ist die erste Untersuchung, die der Frauenarzt bei Ihrer schwangeren Partnerin durchführt. Diese besteht aus:

- einem ausführlichen Untersuchungsgespräch
- der Untersuchung des körperlichen Wohlbefindens der Frau
- dem Erfassen möglicher Vorerkrankungen der Frau
- der Nachfrage nach möglichen körperlichen und seelischen Belastungen der werdenden Mutter

Sollte es sich nicht um die erste Schwangerschaft Ihrer Partnerin handeln, wird der Frauenarzt zudem nach den Verläufen der vorherigen Schwangerschaften fragen und die Mutterpässe sowie die Anamnesen mit in die Untersuchung einbeziehen.

Da es sich bei der ersten großen Vorsorgeuntersuchung um das erste Kennenlernen zwischen Ihrer Partnerin (möglicherweise auch Ihnen) und dem Frauenarzt handelt, fällt diese Untersuchung sehr gründlich aus. Die weiteren Untersuchungen bestehen meistens daraus, dass der Frauenarzt den Blutdruck Ihrer Partnerin misst sowie ihr Gewicht überprüft. Denn in der Schwangerschaft ist es weder gut, wenn Ihre Partnerin zu viel zunimmt, noch ist es gut, wenn sie an Gewicht verliert.

Sollte Ihre Partnerin Probleme mit ihrem Gewicht haben und sich genieren, vor dem Arzt auf die Waage zu steigen, teilen Sie ihr mit, dass sie das Recht dazu hat, ihr Gewicht von einer Hebamme untersuchen und im Auge behalten zu lassen. Sie muss sich außerdem gar nicht wiegen, sollte aber darauf achten, nicht zu viel zuzunehmen oder an Gewicht zu verlieren. Machen Sie sich allerdings keine Sorgen, falls Ihre Partnerin vor allem zum Beginn der Schwangerschaft etwas an Gewicht verlieren sollte. Nicht selten führt die Übelkeit, die im Zusammenhang mit Erbrechen steht, zum Verlust von ein paar Gramm oder sogar einigen Kilos.

Darüber hinaus wird Ihre Partnerin bei jedem Besuch beim Frauenarzt dazu eingeladen werden, Urin abzugeben. Anhand des Urins werden bestimmte Werte ermittelt, um sicherzustellen, dass es Ihrer Partnerin gut geht. Zudem ertastet der Frauenarzt den Stand der Gebärmutter, und auch die Lage und die Herztone des Babys werden kontrolliert.

Ein Bestandteil einiger, aber nicht aller Untersuchungen ist die Kontrolle des Blutes.

DIE PRÄNATALDIAGNOSTIK

Vielleicht haben Sie schon einmal von der Bezeichnung „Pränataldiagnostik" gehört und stellen sich die Frage, worum es sich dabei handelt und ob es sich dabei um einen Bestandteil der Vorsorgeuntersuchungen handelt. Die Antwort auf letztere Frage lautet: Die Pränataldiagnostik stellt keinen Bestandteil der normalen Vorsorgeuntersuchungen dar. In der Tat müssen Sie und Ihre Partnerin die Kosten, die dafür anfallen, selbst tragen. Lediglich im Falle einer Risikoschwangerschaft werden die Kosten von der Krankenkasse übernommen.

Unabhängig davon, ob Ihre Partnerin eine Risikoschwangerschaft hat oder nicht, ist der Frauenarzt dazu verpflichtet, Ihrer Partnerin die Möglichkeit dieser Untersuchungen anzubieten. In der Regel darf sich ein Frauenarzt nicht dazu äußern, ob es sinnvoll ist, diese Untersuchungen durchzuführen oder nicht. Doch in der Regel ist es vor allem dann empfehlenswert, die Pränataldiagnostik durchzuführen, wenn bestimmte gesundheitliche Risiken in Ihrer oder der Familie Ihrer Partnerin bekannt sind oder wenn Ihre Partnerin wie gesagt eine Risikoschwangerschaft hat.

Ohne nun tiefer in die Materie eintauchen zu wollen, geht es bei den Untersuchungen, die im Rahmen der Pränataldiagnostik stattfinden, darum, Aussagen über mögliche Krankheiten oder Behinderungen des ungeborenen Kindes zu treffen. Sie sollten dabei nicht vergessen, dass die Ergebnisse dieser Untersuchungen nicht zu 100 Prozent korrekt sein müssen. In der Tat kann es sein, dass bei einer solchen Untersuchung herauskommt, dass Ihr ungeborenes Baby mit einer Behinderung oder einer Krankheit auf die Welt kommt, am Ende jedoch ohne Behinderung und ohne Krankheit geboren wird. Andersherum kann es genauso gut passieren, dass die Pränataldiagnostik vollkommen ohne besorgniserregende Befunde abgeschlossen wird, Ihr Baby jedoch mit einer Krankheit oder einer Behinderung geboren wird.

Ganz gleich, ob Sie sich gemeinsam mit Ihrer Partnerin für die Durchführung der Untersuchungen der Pränataldiagnostik entscheiden oder nicht: Seien Sie sich stets bewusst darüber, dass die Ergebnisse nicht zu 100 Prozent sicher sind und dass jedes Baby ein unendlich wertvolles Geschenk ist – unabhängig davon, ob es mit einer Behinderung oder mit einer Krankheit auf die Welt kommt oder nicht.

Vielleicht stellen Sie sich an dieser Stelle die Frage, wieso Ärzte überhaupt eine solche Pränataldiagnostik anbieten: Das geschieht, um Eltern auf bestimmte Umstände vorbereiten zu können. So können sich Eltern, die wissen, dass die Chance erhöht ist, dass ihr Baby mit einer Behinderung oder einer Krankheit auf die Welt kommt, sehr viel besser mental und auch organisatorisch auf diesen Umstand vorbereiten und einstellen, als dies vielleicht der Fall ist, wenn sie nicht wissen, wie die Befunde der Untersuchungen der Pränataldiagnostik ausfallen. Sollten die Untersuchungen, die der Frauenarzt bezüglich der Pränataldiagnostik (sofern Sie und Ihre Partnerin sie in Anspruch nehmen) durchführt, auffällig sein, gibt es die Möglichkeit, weitere Untersuchungen durchführen zu lassen.
Handelt es sich bei der Schwangerschaft jedoch um eine vollkommen gesunde und unauffällige Schwangerschaft, hat die Schwangere kein höheres Alter, das sie als Risikoschwangere einstuft, und liegen auch keine Erkrankungen oder Behinderungen in ihren Familien vor, entscheiden sich sehr viele werdende Eltern gegen die Durchführung der Pränataldiagnostik. Denn obwohl die Untersuchungen unter

Umständen dazu beitragen können, die Eltern auf das Leben mit einem behinderten oder kranken Kind vorzubereiten, sind sie nicht immer frei von Gefahren. Über die Gefahren und Risiken, die die Untersuchungen der Pränataldiagnostik mit sich bringen, muss Sie der Frauenarzt ihrer Partnerin auf jeden Fall aufklären. Und selbst wenn sich Ihre Partnerin für diese Untersuchungen entschieden hat, hat sie zu jeder Zeit die Möglichkeit, ihre Meinung zu ändern. Im Übrigen hält der Frauenarzt oder auch die Hebamme, die in der Regel viele der Vorsorgeuntersuchungen übernimmt, die Ergebnisse im Mutterpass Ihrer Partnerin fest.

Damit Sie sich in etwa vorstellen können, wie die (üblichen) Untersuchungen während der Schwangerschaft aussehen, können Sie sich die nachfolgende Tabelle ansehen. Bedenken Sie dabei jedoch, dass die Untersuchungen nicht exakt in der Woche durchgeführt werden müssen, die in der Tabelle aufgeführt sind. Jeder Frauenarzt hat einen Spielraum, innerhalb dessen die Untersuchungen erfolgen sollten.

Woche	Untersuchung
Zwischen 4. und 5. SSW	Schwangerschaftstest
Ab der 5. SSW	Die Erstuntersuchung beim Frauenarzt: In der Regel führt dieser eine Blutuntersuchung durch. In vielen Fällen führen Frauenärzte zu diesem Zeitpunkt bereits einen Ultraschall durch, um festzustellen, ob das Herz des Babys schlägt.
Zwischen 9. und 12. SSW	Der Frauenarzt führt eine Vorsorgeuntersuchung und in der Regel auch einen Ultraschall durch.
Zwischen 11. und 13. SSW	Entscheiden Sie und Ihre Partnerin sich dazu, die Untersuchungen im Rahmen der Pränataldiagnostik durchführen zu lassen, findet nun das sogenannte Ersttrimesterscreening statt.
Zwischen 13. und 16. SSW	Innerhalb dieses Zeitraums findet eine weitere Vorsorgeuntersuchung statt.
Zwischen 16. und 17. SSW	Im Rahmen der Pränataldiagnostik findet in diesem Zeitraum, sofern sich Ihre Partnerin für die Untersuchungen der Pränataldiagnostik entschlossen haben sollte, die sogenannte Amniozentese statt.

Zwischen 17. und 20. SSW	Der zweite große Ultraschall steht an.
Zwischen 21. und 24. SSW	Es findet in diesem Zeitraum wieder eine normale Vorsorgeuntersuchung statt.
Zwischen 24. und 27. SSW	Oft führt der Frauenarzt einen Zuckertest (Glukosetoleranztest) sowie einen Antikörpersuchtest durch. Der Zuckertest dauert oft ein bis zwei Stunden und besteht aus dem Trinken einer sehr süßen Flüssigkeit und der Überwachung des Blutzuckerspiegels in Form einer regelmäßigen Blutabnahme.
	Dieser sogenannte „kleine Test“ liefert Ergebnisse, welche entweder unauffällig sind oder in einen „großen Test“ resultieren, sofern Auffälligkeiten bestehen sollten. Dieser dauert deutlich länger (über mehrere Stunden) und gibt Aufschluss darüber, ob Ihre Partnerin tatsächlich an Schwangerschaftsdiabetes leidet.
Zwischen 25. und 28. SSW	Wieder steht eine normale Vorsorgeuntersuchung an.
Zwischen 29. und 32. SSW	Der dritte Ultraschall wird durchgeführt.

Ab der 32. SSW	Es findet eine weitere Blutuntersuchung statt, bei der der Frauenarzt vor allem das Vorhandensein von Hepatitis B überprüft. Ab diesem Zeitpunkt finden die Vorsorgeuntersuchungen nun nicht mehr ein Mal, sondern zwei Mal im Monat (alle 14 Tage) statt. Jetzt kommen weitere Bestandteile zu der Routine, aus der die Untersuchungen bislang bestanden, hinzu. Der Frauenarzt oder die Hebamme prüfen bei den Untersuchungen nun auch immer die
	Herztöne des Kindes und die Wehenaktivität mit Hilfe der Kardiotokografie.
Zwischen 33. und 34. SSW	Ihre Partnerin begibt sich für eine weitere Vorsorgeuntersuchung zum Frauenarzt oder zu ihrer Hebamme.
Zwischen 35. und 36. SSW	Bei dieser Vorsorgeuntersuchung nimmt der Frauenarzt oder die Hebamme unter Umständen einen Abstrich und untersucht diesen auf B-Streptokokken.

Zwischen 37. und 38. SSW	Es findet wieder eine Vorsorgeuntersuchung statt, bei der erneut die Kardiotokografie zum Einsatz kommt.
Ab der 40. SSW	Entweder ist Ihr Baby bereits auf die Welt gekommen oder es befindet sich noch im Bauch Ihrer Partnerin. Sollte Ihr Baby noch nicht auf die Welt gekommen sein, findet nun alle zwei Tage eine Vorsorgeuntersuchung statt, bei der nicht nur die Kardiotokografie durchgeführt wird, sondern bei welcher auch die Fruchtwassermenge bestimmt wird, um sicherzustellen, dass die Geburt nicht eingeleitet werden muss und das Baby noch ein bisschen in seiner Einzimmerwohnung bleiben kann.

Wie Sie sehen, gibt es viele Untersuchungen, die Frauenärzte und Hebammen anbieten, um feststellen zu können, ob es sowohl Ihrer Partnerin, der werdenden Mutter, als auch Ihrem ungeborenen Baby gut geht.

Die Geburtsvorbereitungskurse

Sehr viele Menschen denken, dass sich Geburtsvorbereitungskurse einzig und allein an werdende Mütter richten, da sie in diesen Kursen lernen, wie sie am besten mit den Schmerzen der Geburt umgehen und was sie bei der Geburt genau erwartet. Sicherlich stellen diese Themen ebenso wichtige Aspekte für werdende Väter dar, da Sie als Partner natürlich daran interessiert sind, Ihre Partnerin so gut wie möglich zu unterstützen. Dennoch stellen sich werdende Väter oft die Frage, wie sinnvoll Geburtsvorbereitungskurse für sie selbst wirklich sind. Richtet sich das Angebot, das Hebammen anbieten, nicht eher an die werdenden Mütter?

Nein, ein Geburtsvorbereitungskurs richtet sich an Paare, die kurz davorstehen, Eltern zu werden. Wie der Name schon sagt, behandeln die Hebammen gemeinsam mit den Kursteilnehmern vor allem das Thema „Geburt". Doch nur weil Ihre Partnerin diejenige ist, die Ihr ungeborenes Baby zur Welt bringen wird, heißt das nicht, dass Sie nicht direkt von der Geburt betroffen sind oder dass Sie lediglich eine untergeordnete oder nebensächliche Rolle spielen. Im Gegenteil, Sie als werdender Vater spielen eine äußerst große Rolle!

Bestandteile der Geburtsvorbereitungskurse sind unter anderem die folgenden:

- die Phasen und der Ablauf der Geburt
- das Erlernen von Techniken (wie zum Beispiel Atemtechniken), die dabei helfen, die Schmerzen während der Geburt zu lindern
- das Erlernen von Entspannungsübungen
- das Kennenlernen verschiedener Gebärpositionen
- das Erhalten von Informationen bezüglich möglicher Geburtsorte, wie zum Beispiel Krankenhaus und Geburtshaus, sowie Hausgeburten

Da es sich um Ihre Partnerin handelt, die Ihr Baby auf die Welt bringen wird, und da es Ihr Baby ist, um das es sich bei der Geburt handelt, sind dies keinesfalls Punkte, die allein Ihre Partnerin etwas angehen. Sie als werdender Vater sind genauso betroffen wie die werdende Mutter und sollten es sich deshalb auf keinen Fall entgehen lassen, an einem Geburtsvorbereitungskurs teilzunehmen.

Dennoch ist es für Sie gut zu wissen, dass es auch einige Geburtsvorbereitungskurse gibt, die sich speziell an werdende Väter richten. Das heißt nicht, dass Sie in den „allgemeinen" Geburtsvorbereitungskursen nicht gut aufgehoben oder nicht willkommen sind. Vielmehr heißt es, dass Sie sowohl das Angebot der Hebammen, das sich an werdende Eltern als Paar richtet, als auch das Angebot, das speziell für werdende Väter gemacht ist, in Anspruch nehmen können.

Die Teilnahme an einem Geburtsvorbereitungskurs, der sich speziell an werdende Väter richtet, bereitet Sie sehr gut darauf vor, was Sie bei der Geburt erwartet und wie Sie Ihrer Partnerin eine gute Stütze sein können. Natürlich reagiert jede Frau anders auf die Schmerzen der Geburt und niemand kann voraussagen, wie Sie und Ihre Partnerin die Geburt Ihres Kindes erleben werden, doch es kann nicht schaden, wenn Sie etwas vorbereitet sind und sich ein Bild darüber machen, was Sie bei der Geburt in etwa erwartet.

Vielleicht wird Ihre Partnerin Ihre Worte und Ihre Ratschläge dankend annehmen, vielleicht verleiten sie die Schmerzen jedoch auch dazu, ihr ganzes Repertoire an Schimpfwörtern auszupacken und Ihnen an den Kopf zu werfen oder zu versuchen, Ihre Hand zu brechen, wenn Sie sie ihr helfend hinhalten, um etwas Druck loszuwerden.

Für Sie als werdender Vater spielt ein Geburtsvorbereitungskurs eine bedeutsame Rolle. Er hilft Ihnen dabei, etwas mehr über die Geburt zu erfahren und Ihnen somit auch einige Ängste zu nehmen. Oft teilen werdende Väter ihre Ängste nicht mit ihren Partnerinnen, weil sie sie nicht zusätzlich belasten wollen. Ein Geburtsvorbereitungskurs bietet Ihnen den Rahmen, um über Ihre Sorgen und Ängste zu sprechen und zu erfahren, dass andere werdende Väter Ihre Sorgen und Ängste teilen.

In der Regel besucht man einen Geburtsvorbereitungskurs im dritten Trimester der Schwangerschaft. Die Hebamme wird Sie und Ihre Partnerin bereits in der 29. Schwangerschaftswoche dazu einladen, sich für einen Geburtsvorbereitungskurs anzumelden. Das mag Ihnen vielleicht noch etwas früh erscheinen. Allerdings sollten Sie nie unterschätzen, dass Sie Zeit brauchen, um sich Ihren Sorgen und Ängsten zu stellen und die verschiedenen Techniken und Übungen zu verinnerlichen.

Während die Krankenkasse meistens die Kosten für einen Geburtsvorbereitungskurs, der sich an Sie und Ihre Partnerin als Paar richtet, trägt, müssen Sie die Kosten für einen Geburtsvorbereitungskurs, der sich an Sie als werdender Vater allein richtet, oft selbst tragen. Informieren Sie sich jedoch vorher bei Ihrer Krankenkasse, inwiefern sie die Kosten (zumindest anteilig) übernimmt und wie viel Eigenbeteiligung Sie aufbringen müssen. In jedem Fall lohnt sich die Teilnahme an einem solchen Geburtsvorbereitungskurs sowohl für Sie als auch für Ihre Partnerin.

So bereiten Sie und Ihre Partnerin sich bestens auf die Geburt vor

Sie und Ihre Partnerin tragen beide die Verantwortung für das ungeborene

Kind, das im Bauch Ihrer Partnerin heranwächst. Aus diesem Grund ist es nicht nur unerlässlich, dass sich Ihre Partnerin angemessen auf die Geburt vorbereitet, sondern es ist mindestens genauso wichtig, dass Sie sich, als werdender Vater, gut und gründlich auf das bevorstehende Ereignis vorbereiten. Nun haben Sie bereits einige Informationen über den sogenannten Geburtsvorbereitungskurs erhalten, doch stellt dieser die einzige Vorbereitung dar, die Sie bezüglich der Geburt in Anspruch nehmen können? Oder haben Sie und Ihre Partnerin noch weitere Möglichkeiten, um sich auf die bevorstehende Geburt vorbereiten zu können?

In der Tat stehen Ihnen viele Möglichkeiten zur Verfügung, um sich für die Geburt Ihres Babys bereitmachen zu können. Bereits die Tatsache, dass Sie wissen, was mit Ihrer Partnerin passiert und wie sie die Schwangerschaft erlebt, stellt eine sehr gute Unterstützung für Sie und für Ihre Partnerin dar. Denn bei der Vorbereitung auf die Geburt geht es nicht nur um die Geburt selbst, sondern es geht ebenso um die 40 Wochen der Schwangerschaft.

SETZEN SIE SICH MIT DEN VERSCHIEDENEN PHASEN DER SCHWANGERSCHAFT AUSEINANDER

Zwar erblickt Ihr ungeborenes Baby mit der Geburt das Licht der Welt, sodass stets die Rede von „dem großen Tag" ist, doch was ist mit dem Rest der Schwangerschaft? Indem Sie sich mit den einzelnen Phasen der Schwangerschaft auseinandersetzen, bereiten Sie sich, wenn Sie so wollen, Schritt für Schritt immer mehr auf die bevorstehende Geburt vor und wachsen sozusagen mit dem Baby, das im Bauch Ihrer Partnerin immer größer und immer schwerer wird, mit. Sie werden somit nicht

vom rollenden Wagen überfahren, sondern steigen von Anfang an in den Wagen ein und haben den Überblick darüber, was passiert.
Sie mögen nicht das Steuer in der Hand halten, da es nicht Ihr Körper ist, der das Baby austrägt, doch Sie wissen zumindest, was mit Ihrer Partnerin und Ihrem Baby während der Schwangerschaft passiert, was Ihnen viel Sicherheit bietet. Auch Ihrer Partnerin hilft es, sich damit auseinanderzusetzen, was mit ihrem Körper passiert, um somit nachvollziehen zu können, wieso sie sich so fühlt, wie sie sich fühlt, und um zu verstehen, was für Auswirkungen die Schwangerschaft auf ihren Körper und auf ihr allgemeines Wohlbefinden hat.

Zuvor haben Sie in diesem Buch bereits die wichtigsten Aspekte bezüglich der einzelnen Phasen der Schwangerschaft erfahren.

REDEN SIE

Reden Sie über Ihre Ängste und Ihre Sorgen. Sicherlich stellt die Schwangerschaft für viele Paare einen der schönsten und spannendsten Abschnitte des Lebens dar, dennoch heißt das nicht, dass die Zeit der Schwangerschaft stets frei von Gefühlen der Angst und Bedenken ist. Sie müssen nicht durch die Welt laufen, ein Grinsen wie ein Honigkuchenpferd aufsetzen und mit Herzchen in den Augen in die Gesichter Ihrer Mitmenschen blicken, um zu zeigen, wie glücklich Sie über die Schwangerschaft sind.

Sie und Ihre Partnerin werden Eltern. Das ist spannend und wunderschön, doch zu derselben Zeit so spannend und neu, dass die Schwangerschaft zwangsläufig im Zusammenhang mit Zweifeln und Sorgen steht. Wie Sie mit diesen am besten umgehen und dass Sie mit ihnen keineswegs allein dastehen, konnten Sie bereits lesen.

Ihrer Partnerin geht es wie Ihnen. Auch sie hat mit Bedenken und Ängsten zu kämpfen und macht sich unter Umständen sehr große Sorgen um die bevorstehende Geburt. Möglicherweise hat sie sogar Panik, weshalb es umso wichtiger ist, dass sie über ihre Sorgen und Ängste reden kann. Sowohl Sie als auch Ihre Partnerin sollten nicht nur mit Gleichgesinnten reden, sondern auch gemeinsam als Paar das Gespräch suchen. Nehmen Sie sich bewusst Zeit füreinander und sprechen über Ihre Befürchtungen und Zweifel. Achten Sie dabei jedoch darauf, den passenden Zeitpunkt zu wählen, um sich nicht gegenseitig zu überfordern. Bedenken Sie, dass Ihre Sorgen und Ängste zwar nicht minderwertiger sind als die Ihrer Partnerin, doch Ihre Partnerin steckt in einem sehr großen Chaos der Hormone, das sie manchmal etwas merkwürdig und augenscheinlich unangemessen reagieren lässt. Schätzen Sie ein, wann der beste Zeitpunkt für das Gespräch ist, und unterstützen Sie sich gegenseitig.

FINDEN SIE EINE HEBAMME

Sie und Ihre Partnerin sind ein Team, was heißt, dass Sie beide an einem Strang ziehen. Das heißt aber nicht, dass Sie allein mit der Schwangerschaft und der bevorstehenden Geburt dastehen. In der Tat gibt es viele Menschen, die Sie und Ihre Partnerin bei der Vorbereitung auf die Geburt und bei der Geburt selbst unterstützen.

Eine Fehlannahme vieler Männer (neben der Annahme, dass sich Geburtsvorbereitungskurse vor allem an werdende Mütter richten und sich folglich auch nur für die schwangeren Frauen lohnen), ist, dass sich Hebammen einzig und allein um das Wohl der werdenden Mütter kümmern. Sicherlich ist nicht zu negieren, dass der Fokus der Hebamme vor allem auf der Schwangeren und dem ungeborenen Baby in deren

Bauch liegt, doch auch der werdende Vater findet Beachtung durch die Hebamme. Denn diese bietet nicht nur Geburtsvorbereitungskurse an, sondern besucht Sie und Ihre Partnerin vor allem nach der Geburt zu Hause, um nach Ihrem Baby und der frischgebackenen Mutter zu sehen. Doch auch der frischgebackene Vater wird beachtet und ist Bestandteil der Aufmerksamkeit durch die Hebamme, damit mögliche offene Fragen direkt von Anfang an beantwortet sind.

Zudem hilft es vielen Männern bereits zu wissen, dass die eigene Partnerin bei der Hebamme in den richtigen Händen ist und sich mit ihr wohlfühlt. Oftmals sind werdende Väter deutlich entspannter, wenn sie spüren, dass ihre schwangere Partnerin entspannter ist und gut mit der Hebamme auskommt. Da Hebammen auch „nur" Menschen sind und jeweils unterschiedliche Herangehensweisen und Persönlichkeiten haben, ist es umso notwendiger, dass Sie Ihre Partnerin dazu animieren, sich früh genug auf die Suche nach einer Hebamme zu begeben. Stehen Sie Ihrer Partnerin bei der Suche beiseite und helfen Sie ihr dabei, die passende Hebamme für die Vor- und Nachsorge zu finden.

Zwar bieten viele Frauenärzte bereits in ihrer Praxis den Dienst einer Hebamme an, doch Ihre Partnerin ist nicht dazu verpflichtet, dieses Angebot wahrzunehmen, wenn sie sich nicht wohl mit der Hebamme und ihren Methoden fühlt. Auch Sie als werdender Vater sollten gut mit der Hebamme zurechtkommen, dabei allerdings bedenken, dass es bezüglich der Hebamme in allererster Linie darum geht, wie sich Ihre Partnerin mit ihr fühlt und wie sie mit der Hebamme klarkommt. Wenn Sie und Ihre Partnerin wissen, dass Sie sowohl bezüglich der Vorsorge vor der Geburt als auch bei der Nachsorge in besten Händen sind, werden Sie bezüglich der bevorstehenden Geburt sehr viel entspannter sein.

MACHEN SIE KRANKENHAUSBESICHTIGUNGEN

Sie lernen durch die Geburtsvorbereitungskurse und auch im Rahmen der Gespräche, die Sie mit anderen Eltern und Paaren führen, viel über die Geburt sowie über Ängste und Sorgen, die Sie mit vielen anderen Menschen teilen, doch Sie wissen wahrscheinlich nicht, wie ein Kreißsaal wirklich aussieht und was Sie sich genau unter der Geburt im Krankenhaus vorstellen müssen.

Wer an das Wort „Krankenhaus" denkt, denkt meist automatisch an Notfälle und eine sterile Umgebung. Eine Geburt im Kreißsaal ist jedoch mit einem normalen Krankenhausaufenthalt nicht zu vergleichen. In der Regel richten die Krankenhäuser ihre Zimmer auf der Geburtsstation sehr gemütlich und häuslich ein, sodass sich die Paare wohlfühlen und mit einem Familienzimmer sogar die Möglichkeit haben, die Nächte nach der Geburt gemeinsam als Familie zu verbringen. Sicherlich sind die Zimmer auf der Geburtsstation von Krankenhaus zu Krankenhaus unterschiedlich, weshalb es für Sie und Ihre Partnerin sehr viel beruhigender ist, wenn Sie wissen, was auf Sie zukommt und Sie nicht ins kalte Wasser springen. Eine Geburt ist an und für sich bereits ein Sprung ins kalte Wasser, sodass es hilfreich ist, wenn Sie eine Vorstellung davon haben, wo diese stattfindet.

Im Übrigen können Sie bei der Suche nach einer Hebamme überlegen, ob Sie möchten, dass diese zu jeder Zeit erreichbar ist und ins Krankenhaus kommt, sobald Ihre Partnerin in den Wehen liegt und sich Ihr Baby auf den Weg in die Welt macht. Wenn Sie und Ihre Partnerin die Geburtsräume kennen, fühlen Sie sich direkt beruhigter und wissen, was Sie erwartet. Das fühlt sich in jedem Fall besser an als Geburtsräume, die

völlig fremd und bisher unbekannt sind.
Informieren Sie sich nicht nur über die Ausstattung der Räume, sondern interessieren Sie sich auch für die Philosophie des Krankenhauses. Ängste und Sorgen der schwangeren Frauen haben unterschiedliche Auslöser und Quellen, sodass für einige Frauen das Schlimmste, was ihnen passieren kann, ein Kaiserschnitt ist. Andere Frauen hingegen wünschen sich einen Kaiserschnitt, und das Letzte, was sie diesbezüglich brauchen, sind kritische Blicke von Mitarbeitern eines Krankenhauses, das viel Wert auf natürliche Geburten legt.

Aus diesem Grund ist es bezüglich der Vorbereitung auf die Geburt so essenziell, dass Sie und Ihre Partnerin miteinander sprechen. So erfahren Sie, was Ihre Partnerin sich wünscht, und können basierend auf diesen Wünschen das Krankenhaus finden, das ohne Zögern einen Wunschkaiserschnitt durchführt oder aber alles tut, um eine natürliche Geburt zu ermöglichen, ohne direkt bei der ersten Komplikation einen Kaiserschnitt durchzuführen.
Starten Sie rechtzeitig mit der Besichtigung der Kreißsäle und besichtigen Sie mehrere Krankenhäuser, um sich einen Überblick verschaffen zu können. Bedenken Sie dabei, dass viele Krankenhäuser Termine vergeben und Sie sich gemeinsam mit Ihrer Partnerin für die Besichtigung anmelden müssen. Vor allem in Städten, in denen sehr viele Kinder auf die Welt kommen, sind die Krankenhäuser oft sehr voll und die Besichtigung muss vorher angemeldet werden.

BEREITEN SIE SICH KÖRPERLICH MIT YOGA UND MEDITATION AUF DIE GEBURT VOR

Auf Ihre schwangere Partnerin haben Yoga und Mediation sowohl körperlich als auch emotional eine sehr positive Wirkung. Nicht umsonst empfehlen sehr viele Hebammen Yoga als die beste Vorbereitung für die bevorstehende Geburt. Das basiert auf der Tatsache, dass jede Geburt anders verläuft und jeder Körper anders reagiert. Natürlich kommen alle Kinder entweder vaginal oder per Kaiserschnitt auf die Welt, dennoch gleicht keine Geburt der anderen. Umso entscheidender ist es, dass sich Ihre Partnerin nicht nur auf die äußeren Rahmenbedingungen, wie die passende Hebamme und das richtige Krankenhaus, sowie Ihre tatkräftige Unterstützung verlassen kann, sondern vor allem auf sich selbst und auf Ihren Körper hören und ihm vertrauen kann.

Genau dabei hilft Yoga. Denn Yoga hilft Ihrer Partnerin dabei, ihren Körper besser kennenzulernen und aufmerksamer auf ihren Körper zu hören. Somit unterstützt Yoga Ihre Partnerin dabei, ein besseres Körpergefühl zu entwickeln und dadurch besser zu fühlen, was in und was mit ihr passiert.

Die Übungen, die Ihre Partnerin während der Schwangerschaft unterstützen, helfen ihr auch bei der Geburt und können, sofern sie sich bereit und fit genug dafür fühlt, auch bei der Geburt durchgeführt werden. Viele Menschen, die noch nie ein Kind auf die Welt gebracht haben oder einer Geburt beigewohnt haben, haben oft das Bild der liegenden Frau vor ihrem inneren Auge. Doch in Wahrheit ermutigen sehr viele Hebammen und auch Ärzte die Frauen während der Geburt beziehungsweise den Wehen dazu, sich zu bewegen und somit die Geburt anzuregen. Das Liegen sorgt eher dafür, dass sich die Geburt weiter hinauszögert und sich die Wehen gegebenenfalls sogar abschwächen.

Wenn sich Ihre Partnerin bewegen sollte, um die Geburt anzuregen, ist es sinnvoll, wenn sie in diesem Zusammenhang Yogaübungen durchführt. Denn die gezielten Übungen helfen ihr dabei, den Rücken zu stärken und den Beckenboden zu dehnen. Zudem arbeitet Yoga sehr viel mit der Atmung, sodass die Atemübungen dazu beitragen, den Körper sowie den Geist zu entspannen. Zwar mag es im ersten Moment paradox klingen, dass während der schmerzhaften Wehen Entspannung möglich ist, doch mit den richtigen Yogaübungen kann genau das während der Geburt erzielt werden.

Am besten raten Sie Ihrer Partnerin dazu, sich bezüglich Yoga an eine Hebamme zu wenden. In der Regel kennen sich viele Hebammen sehr gut mit Yoga aus und bieten nicht nur im Rahmen der Rückbildung nach der Geburt Yogakurse an, sondern begleiten Ihre schwangere Partnerin schon vor der Geburt bestens mit schwangerschaftsfreundlichen Yogaübungen.

FÜHREN SIE DAMMMASSAGEN DURCH

Neben Yoga stellt die sogenannte Dammmassage eine sehr gute Vorbereitung auf die Geburt dar. Der Damm stellt den Verbindungssteg zwischen After und Vulva dar und setzt sich unter anderem aus Haut, Unterfett, Muskeln und Bindegewebe zusammen. Bringt Ihre Partnerin Ihr Baby vaginal auf die Welt, setzt dies den Damm unter einen sehr großen Druck. Während das Baby auf die Welt kommt, drückt es vor allem mit den Schultern so sehr gegen den Damm, dass er sehr weit gedehnt und belastet wird. Aus diesem Grund kommt es nicht selten zu

Verletzungen des Damms durch die Geburt, die unter der Bezeichnung des Dammrisses bekannt sind.

Mit Dammmassagen, die Sie gemeinsam mit Ihrer Partnerin durchführen können, können Sie den Damm bereits vor der Geburt dehnen und auf die große Belastung, die bei der Geburt auf ihn wartet, vorbereiten. Führen Sie die Dammmassagen mit Ihrer Partnerin richtig und vor allem regelmäßig durch, wird das Dammgewebe weicher und somit deutlich dehnbarer. Zudem regt die Massage des Dammgewebes die Durchblutung an, was im Gesamtbild eine sehr wichtige Voraussetzung darstellt, um das Risiko möglicher Verletzungen und auch Schmerzen während der Geburt zu senken.

Der richtige Zeitpunkt, um mit der Dammmassage zu starten, stellt in etwa die 36. Schwangerschaftswoche dar. Bezüglich der Frequenz sollten Sie Ihre Partnerin dazu ermuntern, die Massage circa drei bis vier Mal in der Woche für einen Zeitraum von fünf bis zehn Minuten durchzuführen.

Um die Dammmassage durchführen zu können, sollte sich Ihre Partnerin entweder in einer halbliegenden Position oder in einer sitzenden Position befinden und genug Massageöl oder Gleitgel zur Verfügung haben. Sie können sich für die Durchführung der Dammmassage nach Bedarf spezielles Dammmassageöl im Drogeriemarkt, in der Apotheke oder im Supermarkt kaufen.

Anschließend kann die Massage durchgeführt werden, was Ihre Partnerin entweder selbst macht oder von Ihnen machen lässt. Für die Durchführung der Dammmassage fallen dabei nicht sehr viele Schritte an:

Die Finger sowie der Bereich rund um den Damm muss gut mit Öl oder mit Gleitgel eingerieben werden. Nur so kann verhindert werden, dass es zu einer unangenehmen Reibung und zu Schmerzen während der Dammmassage kommt.

Für die Durchführung der Dammmassage kommt am besten der Daumen zum Einsatz. Der Daumen wird in die Vagina eingeführt, während die anderen Finger den Damm von außen massieren: Während die anderen Finger das Gewebe massieren, wird der Druck auf den Daumen immer größer. Nun wird nach und nach der ganze Daumen in die Vagina geführt, wobei er kleine kreisende Bewegungen macht. Diese helfen dabei, die Vagina zu lockern.

Die Vagina muss nun in mehrere Richtungen gedehnt werden, wobei es zu einem Druck kommt. Die Übung sollte nur so lange durchgeführt werden, wie der Druck erträglich ist. Von Mal zu Mal wird der Druck immer erträglicher sein und die Vagina wird immer weiter gedehnt werden können. Es ist entscheidend, dass der Druck in die Richtung des Anus ausgeübt wird, wobei es wichtig ist, dass Ihre Partnerin bewusst und tief atmet und ihren Beckenboden aktiv spürt.

Mit Sicherheit wird sich die Dammmassage für Ihre Partnerin am Anfang ungewohnt anfühlen, doch mit der Zeit wird das Gewebe immer lockerer werden und sie wird die Berührungen nicht mehr als unangenehm empfinden. Fühlt sich Ihre Partnerin wohl damit, dass Sie die Dammmassage durchführen, können Sie sich einfach an den genannten Schritten orientieren. Hören Sie auf Ihre Partnerin und respektieren Sie es, wenn sie die Dammmassage allein durchführen möchte und sich nicht wohl damit fühlt, wenn Sie die Massage an ihrer Stelle durchführen.

ERSTELLEN SIE EINEN GEBURTSPLAN BEZIEHUNGSWEISE HELFEN SIE IHRER PARTNERIN BEI DESSEN ERSTELLUNG

Bei einem Geburtsplan handelt es sich um eine schriftliche Liste, die alle Punkte enthält, die für Ihre Partnerin eine Rolle spielen, wenn der Zeitpunkt der Geburt gekommen ist. Die Liste enthält nicht nur all die Punkte, auf die Ihre Partnerin während der Geburt Wert legt, sondern es befinden sich ebenso alle wichtigen Punkte auf der Liste, die für Ihre Partnerin und auch für Sie als Vater eine wichtige Rolle nach der Geburt – sprich: während des Aufenthaltes im Krankenhaus – spielen. Falls sich Ihre Partnerin eine ambulante Geburt wünschen sollte, bei der sie das Krankenhaus wenige Stunden nach der Geburt wieder verlässt, kann dieser Punkt ebenfalls auf dem Geburtsplan festgehalten werden. Frauen, die Angst vor der Geburt haben, gibt ein solcher Geburtsplan eine sehr große Sicherheit, da sie die Geburt durch das Erstellen des Plans „aktiv" planen können und somit aus gewisser Sicht die Kontrolle haben.

Allerdings sollten Sie und Ihre Partnerin nicht einfach einen Geburtsplan mit in die Klinik nehmen und die Mitarbeiter vor vollendete Tatsachen stellen. Das heißt nicht, dass Ihre Frau es nicht verdient, dass ihre Wünsche und Bedürfnisse vollkommen beachtet und berücksichtigt werden, doch es ist nötig, die eigenen Wünsche mit den Rahmenbedingungen des Krankenhauses abzugleichen.

Erstellen Sie gemeinsam mit Ihrer Partnerin einen Geburtsplan und gleichen ihn am besten im Rahmen der Kreißsaalbesichtigungen mit dem Personal des Krankenhauses ab. Gegebenenfalls kann das beim Gespräch zur Geburtsanmeldung erfolgen. Finden Sie und Ihre Partnerin im Rahmen dieses Gespräches heraus, dass die Vorstellungen Ihrer Partnerin nicht mit der Philosophie des Krankenhauses übereinstimmen, haben Sie ausreichend Zeit, um sich nach einem anderen Krankenhaus umzusehen oder mit dem Personal darüber zu sprechen, wie die Bedürfnisse Ihrer Partnerin und die Philosophie des Krankenhauses in Einklang gebracht werden können.

Die Vorteile, die das Erstellen eines Geburtsplans mit sich bringen kann, sind:

- Ihre Partnerin plant die Geburt gemeinsam mit Ihnen und hat somit sehr viel mehr Kontrolle, was ihr eine gewisse Sicherheit gibt.
- Der Geburtsplan kann nicht nur die Aspekte enthalten, die Sie und Ihre Partnerin sich wünschen, sondern auch solche, die Sie und Ihre Partnerin nicht wollen.
- Sie finden das passende Kranken- oder Geburtshaus oder die richtige Hebamme für eine Hausgeburt, um die Wünsche Ihrer Partnerin auf die beste Weise realisieren zu können.

Aufgrund dieser Vorteile, die ein Geburtsplan mit sich bringt, ist es so bedeutsam, dass Sie mit Ihrer Partnerin sprechen. Es ist wichtig, dass Sie erfahren, welche Sorgen und Ängste Ihre Partnerin hat, um Sie stärken und unterstützen zu können. Genauso sinnvoll ist es, dass Sie wissen, was sich Ihre Partnerin für die Geburt wünscht, um ihr dabei zu helfen, ihre Wünsche Realität werden zu lassen.

Mitunter fehlt es Frauen unter den Schmerzen der Geburt schwer, ihre Wünsche zu kommunizieren, sodass es eine große Hilfe ist, wenn Sie wissen, was sich Ihre Partnerin wünscht. Der Geburtsplan hilft Ihnen, falls auch Sie aufgrund der Emotionen nicht mehr klar denken können, dabei, sich daran zu erinnern, was sich Ihre Partnerin wünscht, um bestimmte Maßnahmen, wie zum Beispiel Dammspülungen oder auch Dammschnitte sowie die schmerzlindernde epidurale Injektion etc., zu beantragen oder aber abzuschlagen.

Behalten Sie bezüglich der Geburtsvorbereitung jedoch im Hinterkopf, dass es weder für Sie als werdenden Vater noch für Ihre Partnerin als werdende Mutter die perfekte und bombensichere Vorbereitung auf die Geburt gibt. Denn jede Geburt verläuft anders, jeder Mensch reagiert anders auf die Geburt und Sie können nicht auf alles zu 100 Prozent vorbereitet sein. Doch mit einer guten Vorbereitung fühlen sich sowohl Sie als auch Ihre Partnerin besser und werden die Geburt aus diesem Grund mit sehr viel weniger Sorgen und Ängsten erleben. Denken Sie außerdem daran, dass eine Geburt das Natürlichste auf der Welt ist, was es gibt. Geburten gibt es seit Beginn der Menschheit, und solange sich Ihre Partnerin und Sie sicher mit dem Geburtsort und der Hebamme fühlen, haben Sie bereits die besten Voraussetzungen geschaffen, um die Geburt als positives Geschehnis zu erleben.

Zwar schützt Sie also selbst die beste Vorbereitung nicht vor unvorhersehbaren Umständen und vor besonderen Geburtsabläufen, doch Sie werden sehr viel entspannter reagieren, wenn die Fruchtblase platzt und zumindest einen halbwegs klaren Kopf behalten.

Um sich intensiver mit den einzelnen Phasen der Schwangerschaft und damit, was mit und in dem Körper Ihrer Partnerin passiert, auseinandersetzen zu können, halten Sie mit diesem Buch bereits die beste Hilfe in Ihrer Hand. Zwar erhalten Sie nicht das Nonplusultra, das Sie zum Geburtsexperten macht, doch es hilft Ihnen dabei, die Schwangerschaft wie auch die Geburt deutlich besser vorbereitet und somit sehr viel entspannter zu erleben.

Die Elternzeit

Sie leben in einer Gesellschaft, in der es nicht mehr um die klassische Rollenverteilung zwischen Mann und Frau geht und in der nicht von Ihnen erwartet wird, die Kindererziehung Ihrer Partnerin zu überlassen, während Sie arbeiten und das Geld für die Familie nach Hause bringen, sodass Sie, Ihre Partnerin und Ihr Kind versorgt sind. Dennoch sind viele werdende Väter unsicher, ob sie Elternzeit in Anspruch nehmen sollten. Viele Männer stellen sich also die Frage, ob sie wirklich aufhören sollten zu arbeiten.

Werden Sie sich bewusst darüber, dass Sie als Vater eine sehr wichtige Rolle im Leben Ihres Kindes spielen. Das bezieht sich nicht einzig und allein auf die späteren Jahre Ihres Kindes, sondern gilt bereits ab Beginn der Schwangerschaft. Ihr Kind spürt Ihre Anwesenheit und Ihre Liebe bereits im Bauch Ihrer Partnerin und kann nur davon profitieren, wenn Sie sich Elternzeit nehmen und viel Zeit intensiv mit ihm verbringen. Einige interessante und spannende Fakten rund um die Elternzeit für Väter sind unter anderem die folgenden:

- Sie haben genau denselben Anspruch darauf, sich Elternzeit zu nehmen, wie Ihre Partnerin.
- Sie haben das Recht dazu, sich bis zu drei Jahre lang Elternzeit zu nehmen. Viele Väter (aber auch viele Mütter) machen das allerdings nicht, weil es aus finanzieller Sicht gesehen schlicht und

ergreifend ungünstig ist. Mit der Zustimmung Ihres Arbeitgebers können Sie sich die drei Jahre Elternzeit jedoch auch so aufteilen, dass Sie das dritte Jahr der Elternzeit bis in das achte Lebensjahr des Kindes hinein verschieben und somit die ersten zwei Jahre Ihres Kindes intensiv erleben und zu einem späteren Zeitpunkt ein weiteres Jahr Elternzeit nehmen.

- Im Vergleich zu der Elternzeit, die Sie sich für bis zu drei Jahre nehmen können, können Sie nur für einen Zeitraum von zwölf Monaten vom Elterngeld profitieren. Das Elterngeld ersetzt das sonstige Gehalt.

- Sie können gemeinsam mit Ihrer Partnerin Elternzeit nehmen, wobei bei Ihrer Partnerin zur Elternzeit noch der Mutterschutz hinzukommt, auf den Sie als junger Vater nach der Geburt natürlich nicht zurückgreifen können.

- Sie dürfen stundenweise arbeiten, wenn Sie in Elternzeit sind, solange Sie die Anzahl von 30 Stunden in der Woche nicht überschreiten. Am besten sprechen Sie bereits im Rahmen der Beantragung der Elternzeit mit Ihrem Arbeitgeber über Ihr Vorhaben, bis zu 30 Stunden pro Woche arbeiten zu wollen.

- Die Antragsstellung auf Elternzeit erfolgt bei Ihrem Arbeitgeber spätestens sieben Wochen vor dem geplanten Antritt der Elternzeit.

- Im Grunde genommen handelt es sich bei dem Antrag auf Elternzeit, den Sie bei Ihrem Arbeitgeber stellen, nicht um einen Antrag, der auf die Zustimmung Ihres Arbeitgebers angewiesen ist. Ihr Arbeitgeber muss Sie in Elternzeit gehen lassen und hat kein Recht, Ihnen die Elternzeit zu verwehren. Denn die

Gesetzesgrundlage für die Elternzeit stellt nicht die Zustimmung oder Ablehnung des Arbeitgebers, sondern das Bundeselterngeld- und Elternzeitgesetz dar.

- Elterngeld können Sie erst ab dem Tag der Geburt Ihres Kindes beantragen. Sie können allerdings auch in Elternzeit sein, ohne Elterngeld zu beziehen.

- Während der Elternzeit sind Sie, sofern Sie gesetzlich versichert sein sollten, beitragsfrei weiterversichert. Sollten Sie hingegen privat versichert sein, müssen Sie während der Dauer der Elternzeit weiterhin die Beiträge für die Versicherung aus eigener Tasche bezahlen.

Sie sollten sich immer gemeinsam mit Ihrer Partnerin bezüglich der Elternzeit und des Elterngeldes beraten lassen. Für diese Zwecke steht Ihnen eine sogenannte Elterngeld-Beratungsstelle zur Verfügung. Dort bekommen Sie eine wertvolle Unterstützung, die sich nicht nur auf das Ausfüllen des recht komplizierten Antrags bezüglich des Elterngelds bezieht, sondern auch die Ermittlung des für Sie am besten geeigneten Modells beinhaltet. Das heißt, die Beratungsstelle hilft Ihnen dabei herauszufinden, wer von Ihnen und Ihrer Partnerin am besten wann Elternzeit nimmt und Elterngeld zu welchem Zeitpunkt beantragt, um aus finanzieller Sicht gesehen so wenige Einbußen wie möglich verzeichnen zu müssen.

Diese Fehler sollte man(n) während der Schwangerschaft vermeiden

Vielleicht fühlen Sie manchmal mit dem Nebendarsteller eines Films mit und verspüren Mitleid mit ihm, weil er nie seinen Moment hat. Möglicherweise kommen Sie sich in Ihrem Leben selbst manchmal vor, als würden Sie nur eine Komparsenrolle einnehmen, anstatt auf dem Laufsteg zu glänzen und alle Menschen mit Ihrem Charme in Ihren Bann zu ziehen. Genau das passiert in der Regel, wenn Ihre Partnerin schwanger ist und Ihr ungeborenes Baby im Bauch Ihrer Partnerin immer weiterwächst. Die Aufmerksamkeit aller Freunde und Verwandten gilt Ihrer Partnerin und ihrem größer werdenden Bauch. Auch bei der Geburt konzentriert sich alles auf Ihre Partnerin und auf das Baby und Sie scheinen das fünfte Rad am Wagen zu sein. Sie sind da, fahren mit, spielen aber keine bedeutende Rolle – das Auto würde ohne sie ebenso gut fahren.

Genau dieses Gefühl verleitet Sie unter Umständen ab und an dazu, Dinge zu machen oder zu sagen, die zu den absoluten No-Gos gehören und sogar recht schlechte Luft verbreiten können. Damit Sie nicht von einem Fettnäpfchen ins nächste treten und schon bald den Zweitnamen „Pechmario" annehmen, erfahren Sie hier alles über fatale Fehler, die werdende Väter während der Schwangerschaft machen können. Denn wenn Sie wissen, worin die Fehler bestehen, können Sie sie sehr viel besser vermeiden.

Sicherlich gibt es viele Dinge, die Sie in den Augen Ihrer Partnerin falsch machen können, und vielleicht haben Sie es der Schwiegermutter beziehungsweise der Schwiegermutter in spe noch nie und aus Prinzip nicht recht machen können, doch einige Punkte sollten Sie bewusst vermeiden.

WUSSTEST DU SCHON, DASS DIE MANUELA EINEN NOTKAISERSCHNITT HATTE?

Ein entscheidender Tipp, den Sie im Laufe des Buches schon mehrmals gelesen haben, ist das richtige Kommunizieren. Sprechen Sie vor der Geburt nicht nur mit Ihrer Partnerin, sondern tauschen Sie sich auch mit anderen Menschen aus, die Ihnen unter anderem dabei helfen können, besser mit Ihren Ängsten und Sorgen umzugehen. Im Rahmen dieser Gespräche erfahren Sie aber möglicherweise Dinge, die Ihrer Partnerin Angst machen könnten.

So kann es sein, dass die Partnerin einer Ihrer Kumpels viel Blut bei der Geburt verloren hat, weil sie einen Dammriss hatte, oder dass die Partnerin Ihres Cousins einen Notkaiserschnitt machen musste, weil das Kind nicht durch das Becken gepasst hat etc. All das sind Erlebnisse, die Ihre Partnerin mit Sicherheit nicht hören möchte, wenn sie schwanger ist, kurz vor der Geburt steht und sich bereits Gedanken darüber macht, wie die Geburt Ihres Kindes verlaufen wird. Die Geschichten, die Sie ihr erzählen, könnten zu Bildern im Kopf Ihrer Partnerin führen, die sie die ganze Schwangerschaft hinweg begleiten. Nun ist es falsch zu sagen, dass Frauen, die Angst vor Kaiserschnitten oder Dammrissen haben, allesamt einen Kaiserschnitt machen müssen oder einen Dammriss erleiden, doch es gibt durchaus so etwas wie eine selbsterfüllende Prophezeiung. Ängste und Sorgen führen zu Anspannung und Anspannung während der Geburt verlangsamt den Geburtsablauf, sodass es durchaus vorkommen kann, dass Ärzte eingreifen müssen, um einen Geburtsstillstand zu verhindern.

Verzichten Sie somit zum Wohl Ihrer Partnerin darauf, ihr Geschichten zu erzählen, die von traumatischen Erlebnissen bei der Geburt handeln.

HEUTE MACHE ICH BLAU – IST SOWIESO FRAUENSACHE

Dass der Geburtsvorbereitungskurs keinesfalls nur Frauensache ist und für die werdenden Väter ebenfalls eine äußerst wertvolle Vorbereitung auf die Geburt darstellt, konnten Sie bereits lesen. Selbst wenn sich ein Geburtsvorbereitungskurs oder zumindest einige Termine etwas mehr mit der Schwangeren beschäftigen, stellt das keinen Grund dar, den Termin einfach zu schwänzen.

Erstens könnte das bei Ihrer hormongeladenen Partnerin zu einer recht unangenehmen Reaktion führen und zweitens stimmt es nicht, dass Sie nichts im Kurs lernen. Zeigen Sie Ihrer Partnerin, vor allem aber sich selbst, wie wertvoll die Informationen aus dem Geburtsvorbereitungskurs und ebenso die Interaktion mit den anderen Paaren (vor allem den anderen werdenden Vätern) für die bevorstehende Geburt ist.

LASSEN SIE DIE SPRÜCHE STECKEN

Unabhängig davon, dass es immer und unter allen Umständen vollkommen unangemessen ist, Kommentare bezüglich des Gewichts eines Menschen zu machen, sollten Sie besonders während der Schwangerschaft und auch nach der Geburt darauf verzichten, das Gewicht Ihrer Partnerin zu kommentieren.

Auch Sprüche bezüglich möglicher Hautunreinheiten und Schwangerschaftsstreifen schlucken Sie am besten herunter und tauschen sie gegen Komplimente aus. In Ihrer Partnerin wächst ein kleines Baby heran. Sie trägt ein Wunder in sich, wofür Sie keine dummen Sprüche oder schlauen Ratschläge ernten, sondern für welches sie wertgeschätzt werden sollte.

BEHARREN SIE NICHT AUF SEX

Aufgrund der Hormone, die der Körper der Frau in der Schwangerschaft vermehrt ausschüttet, kommt es nicht nur zu einem sehr großen Hormonchaos, sondern Ihre Partnerin erfreut sich in vielen Fällen auch an glänzenderen Haaren und einer deutlich strahlenderen Haut. Dazu kommt der Umstand, dass ihre Brüste, da sie sich auf das Stillen des Babys vorbereiten, sehr viel praller und somit auch größer werden.

Sicherlich ist gegen Sex in der Schwangerschaft an und für sich nichts einzuwenden, solange Sie und Ihre Partnerin Lust darauf haben und sich wohlfühlen. Verzichten Sie jedoch darauf, Ihre Partnerin nur noch aus erotischer Sicht zu betrachten und Blickkontakt mit ihrem Busen anstatt mit ihren Augen zu halten. Wie gesagt: Sex ist schön und gut, doch Ihre Partnerin braucht eventuell eher eine Schulter zum Anlehnen oder zwei Arme, die sie halten, und keine erotischen Sprüche oder Kommentare.

WENN DU DAS GEMACHT HÄTTEST, DANN...

Vorwürfe sind das Letzte, was Ihre Partnerin braucht, wenn sie Wehen hat oder wenn sie gerade Ihr Baby zur Welt gebracht hat. In einigen Fallen läuft die Geburt nicht so ab, wie Sie und Ihre Partnerin sich das vorgestellt und gewünscht haben. Es ist vollkommen menschlich, nach einem Sündenbock zu suchen, wenn etwas nicht so läuft, wie wir uns das wünschen. Sehen Sie allerdings davon ab, Ihrer Partnerin Vorwürfe zu machen und ihr mitteilen zu müssen, was sie hätte anders machen müssen.

Erstens können Sie nicht wissen, ob es tatsächlich anders gekommen wäre, da jeder Körper anders ist und jede Geburt anders verläuft. Und zweitens bringt es nichts, um die verschüttete Milch zu weinen. Freuen Sie sich stattdessen über Ihr Baby und darüber, dass Ihre Partnerin die Geburt gut überstanden hat, selbst wenn die gewünschte natürliche Geburt ein Kaiserschnitt geworden ist oder ein Dammriss erfolgt ist (obwohl Sie ihr ausdrücklich und mehrmals zur Dammmassage geraten haben! – ein Kommentar, den Sie sich, wenn der Dammriss erfolgt sein sollte, sparen können).

DIE LIEBE GEDULD...

Das mit der Geduld ist so eine Sache. Vor allem, wenn Sie wissen, dass Ihr Baby bald zur Welt kommt und sich Ihr Leben somit von einer Sekunde auf die andere schlagartig verändern wird. Stellen Sie sich einmal vor, Sie haben Schmerzen, sind aufgeregt, etwas ängstlich und erwartungsvoll und neben Ihnen steht jemand, der sie ständig fragt, wann Sie endlich fertig sind, wie lange Sie noch brauchen und warum es nicht endlich ein bisschen schneller geht.

Nervig, oder? Sicherlich können Sie es kaum abwarten, dass Ihr Baby endlich auf die Welt kommt. Allerdings bedeutet das nicht, dass Sie mit Druck ein positives Ergebnis erreichen. Unterstützen Sie Ihre Partnerin dabei, ihren Körper zu spüren, mit ihm zusammenzuarbeiten und, wie man so schön sagt, mit dem „Flow“ zu gehen, indem Sie ruhig und gelassen bleiben und auf Druck und Ungeduld verzichten. Wie lange die Wehen und die Geburt dauern, wird von Ihrer Ungeduld absolut nicht beeinflusst werden. Daher können Sie diese komplett sein lassen und einfach für Ihre Partnerin da sein.

VERZICHTEN SIE AUF UNANGEMESSENE „MOTIVATIONSSPRÜCHE“

Rufen Sie sich immer wieder vor Augen, dass Sie sich nicht auf einem Fußballfeld befinden und Ihre Mannschaft anfeuern, sondern dass Ihre Partnerin Ihr Baby auf die Welt bringt. Sie kann mit Sprüchen wie „Komm schon, los, pressen, das schaffst du!“ oder „Pressen, pressen, pressen!“ in der Regel nicht viel anfangen. In der Tat haben Umfragen ergeben, dass sich Gebärende durch das ständige Sprechen und Dazwischenreden ihrer Partner vielmehr genervt und gestört gefühlt haben und es bevorzugt hätten, wenn diese einfach ihren Mund gehalten hätten.

Eine Geburt ist vor allem ein intimes Ereignis, das mit Ruhe erfolgen sollte. Damit ist nicht die Lautstärke gemeint (einige Frauen schreien bei der Geburt recht laut, andere hingegen sind jedoch sehr leise), sondern vielmehr die Verfassung der Anwesenden. Sie dürfen gespannt und aufgeregt sein, doch Sie sollten unbedingt auf zu viel Anfeuern verzichten und lieber Ihre Hand hinhalten, die Ihre Partnerin drücken kann, oder sich hinter sie setzen, um sie während der Geburt zu stützen und auf diese Weise zu motivieren. Denken Sie daran, dass Motivation mehrere Gesichter hat und nicht zwingend das Brüllen von Anfeuerungssprüchen meint.

VERZICHTEN SIE AUF DAS RAUCHEN

Verzichten Sie darauf zu rauchen, wenn Ihre Partnerin schwanger ist. Sonst kann es schnell vorkommen, dass nicht mehr der Zigarettenstängel, sondern die Luft brennt. Denn in der Tat stellt das Rauchen ein absolutes No-Go in der Schwangerschaft sowie in der Anwesenheit eines kleinen

Babys oder von Kindern dar.

Selbst wenn Sie nicht in der Anwesenheit Ihrer Partnerin rauchen, könnte sie sich an dem Gestank stören, der sich zwangsläufig und unvermeidbar an Ihren Fingern und Ihren Klamotten festsetzt. Vor allem in der Schwangerschaft können Frauen sehr sensibel auf Gerüche reagieren. Möchten Sie Stress abbauen, greifen Sie lieber auf Yoga oder andere Entspannungsübungen zurück und verzichten auf jeden Fall auf das Rauchen von Zigaretten.

KAPITEL 8

DIE GEBURT

Der Zeitraum von 40 Wochen mag sich im ersten Moment sehr lang anhören. Sie mögen den Anschein erwecken, dass es sehr lange dauert, bis endlich der Zeitpunkt der Geburt kommt und Sie Ihr Baby zum ersten Mal in den Armen halten dürfen. Allerdings trügt dieser Schein, da diese 40 Wochen in der Regel sehr schnell verfliegen und der Tag der Geburt schneller vor der Tür steht, als Sie gedacht hätten. Ehe Sie sich versehen haben, ist die Fruchtblase Ihrer Partnerin geplatzt und die Geburt steht bevor.

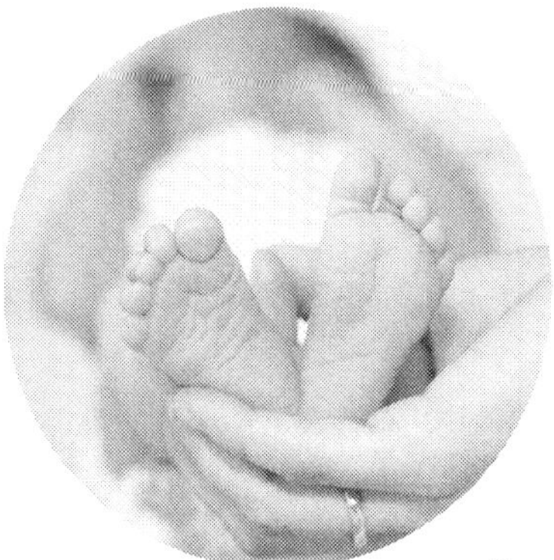

Photo by Rene Asmussen from Pexels

Bezüglich der Geburt schwirren Fragen über Fragen in Ihrem Kopf herum und Sie wissen vielleicht nicht genau, wie Sie mit den vielen Emotionen umgehen sollen. Eine Geburt ist überwältigend und ruft unterschiedliche Gefühle hervor. Umso hilfreicher ist es, wenn Sie einige Fragen für sich im Voraus klären und sich auch im Voraus darüber informieren, wie sich die einzelnen Phasen der Geburt gestalten und wie sie jeweils ablaufen. Keine Sorge, Sie müssen die Phasen der Geburt nicht auswendig lernen – schließlich begleitet immer mindestens eine Hebamme die Geburt Ihres Babys im Krankenhaus, sodass Ihre Frau und Ihr Baby immer in den besten Händen sind. Damit Sie jedoch die Nerven behalten, ist es durchaus sinnvoll, wenn Sie sich mit den einzelnen Phasen der Geburt auskennen und ungefähr wissen und nachvollziehen können, was gerade mit Ihrer Partnerin und mit Ihrem Baby passiert.

Dabei sein ist alles?

Eine maßgebliche Frage, die sich viele Männer stellen, wenn die Geburt kurz bevorsteht, ist die Frage danach, ob sie mit dabei sein wollen, wenn das Baby auf die Welt kommt. Natürlich mag das für einige Menschen merkwürdig klingen, wenn sich werdende Väter dazu entscheiden, nicht bei der Geburt dabei zu sein, doch die Entscheidung darüber, der Geburt beizuwohnen, ist jedem werdenden Vater selbst überlassen.

Es ist nicht zu negieren, dass die Geburt den wohl schönsten Moment im Leben der Eltern darstellt und es den werdenden Vätern aus diesem Grund nahegelegt wird, bei der Geburt dabei zu sein. Lassen Sie sich das Ereignis also, wenn möglich, nicht entgehen und unterstützen Sie Ihre Partnerin. Natürlich muss Ihre Partnerin das Baby auf die Welt bringen und Sie können Ihr keine Schmerzen oder keine Anstrengungen abnehmen, doch bereits die Tatsache, dass Sie anwesend sind, gibt Ihrer

Partnerin sehr viel Kraft und hilft ihr dabei, sehr viel besser durchzuhalten.

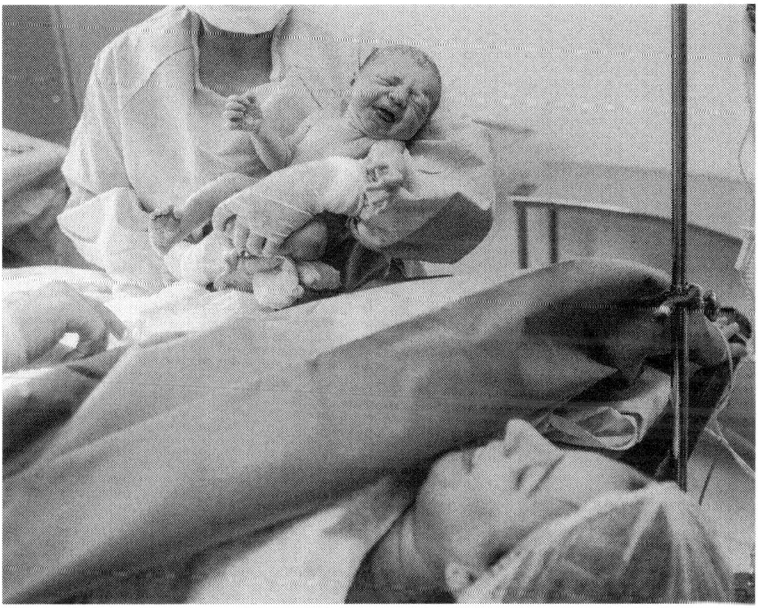

Photo by Jonathan Borba from Pexels

Sie mögen sich der Situation hilflos ausgeliefert fühlen und denken, dass Ihnen alles zu viel wird, weil es sich um eine ganz neue Situation handelt. Vergessen Sie dabei jedoch nicht, dass die Geburt Ihres Kindes nicht nur für Sie, sondern auch für Ihre Partnerin eine neue Situation bedeutet. Auch sie erlebt die Geburt als vollkommen neues Ereignis und fühlt sich unter Umständen der Situation ausgeliefert. Umso hilfreicher ist es, wenn Sie ihr beistehen und die Geburt Ihres Kindes gemeinsam erleben. Hören Sie dabei allerdings auf Ihren Körper. Spüren Sie, dass Ihnen alles zu viel wird, verlassen Sie den Raum für einen Moment oder wechseln sich mit anderen Familienmitgliedern, wie zum Beispiel den Eltern Ihrer Partnerin oder ihren Geschwistern, ab – sofern das im Interesse Ihrer Partnerin geschieht und sie ihre Zustimmung gibt. Auf keinen Fall sollten Sie Entscheidungen über den Kopf Ihrer Partnerin hinweg treffen.

Die Geburt an und für sich bedeutet für sie bereits sehr viel Stress und Aufregung, weshalb sie zusätzlichen Stress auf keinen Fall gebrauchen kann.

Sprechen Sie mit Ihrer Partnerin, wenn Sie Angst davor haben, bei der Geburt dabei zu sein, und sprechen Sie diese Angst ebenfalls im Geburtsvorbereitungskurs an. Sie sind mit Ihren Zweifeln nicht allein und sehr viele Männer treffen vor der Geburt Ihres Kindes wie gesagt auf verschiedene Sorgen und Ängste. Oftmals hilft es bereits, über die Ängste zu reden, sich Erfahrungen und Ratschläge von Vätern einzuholen und sich mit den Phasen der Geburt auseinanderzusetzen, um zu wissen, was Sie bei der Geburt erwartet. Aus diesem Grund erfahren Sie im nächsten Abschnitt etwas mehr über die unterschiedlichen Phasen der Geburt.

Die Phasen der Geburt

Die Fruchtblase ist geplatzt und nun wird es ernst. Mit dem Platzen der Fruchtblase setzen in der Regel die Wehen ein und mit jeder Wehe, die Ihre Partnerin hat, rückt die Geburt ein Stück näher. Doch was passiert nun genau? Was erwartet Sie und Ihre Partnerin? Wie lange dauert es, bis das Baby auf die Welt kommt? Teilt sich die Geburt in verschiedene Abschnitte ein?

Im Geburtsvorbereitungskurs werden Sie erfahren, dass sich der Muttermund Ihrer Partnerin unter den Wehen immer weiter öffnet, sodass das Baby bei der Geburt hindurchpasst. Er öffnet sich dabei auf ganze zehn Zentimeter, wobei die Hebammen während den Wehen Ihrer Partnerin immer wieder prüfen und untersuchen, wie weit der Muttermund nun schon geöffnet ist.

Denn bis es so weit ist, dass sich der Muttermund vollständig öffnet, sodass sich das Baby den Weg nach draußen bahnen kann, vergehen in der Regel einige Stunden. Beim ersten Kind liegt eine Frau im Durchschnitt für circa 13 Stunden in den Wehen, bevor das Baby auf die Welt kommt und sowohl Sie als auch Ihre Partnerin zu stolzen Eltern macht.

Bevor Sie jedoch Ihr Baby nach mehr oder weniger 40 Wochen stolz in Ihren Armen halten können, verstreichen vier fundamentale Phasen. Bei diesen Phasen handelt es sich um:

- die Eröffnungsphase
- die Übergangsphase
- die Austreibungsphase
- die Nachgeburtsphase

Je mehr Sie über diese Phasen erfahren und je mehr Sie sich mit der Geburt und ihrem Ablauf auseinandersetzen und beschäftigen, umso mehr werden Sie sich Ihren Bedenken und Sorgen stellen können und für sich selbst die Frage klären können, ob Sie bei der Geburt dabei sein möchten.

DIE ERÖFFNUNGSPHASE

Die erste Phase dauert in der Regel am längsten und nimmt mehrere Stunden in Anspruch. Während der Eröffnungsphase geht es darum, die Wehen immer weiter zu verstärken und somit den Muttermund immer weiter zu öffnen. Je stärker die Wehen werden, umso mehr öffnet sich der Muttermund für die Geburt des Babys. Die 14 Stunden, die diese Eröffnungsphase in der Regel in Anspruch nimmt, fallen nicht unter die 13 Stunden, die durchschnittlich für die Dauer einer Geburt angegeben werden. Denn in der Eröffnungsphase hat Ihre Partnerin in der Regel nur alle 30 bis 40 Minuten eine Wehe und kann sich noch sehr gut bewegen.

Sie können sich gemeinsam mit Ihr daran machen, Treppen zu steigen oder einen Spaziergang zu machen, um so die Wehen anzuregen und nach und nach zu verstärken. Ziel der Eröffnungsphase ist es also, die Wehen so zu unterstützen und anzuregen, dass sich die Intervalle zwischen dem Eintreten der einzelnen Wehen immer mehr verkürzen und Ihre Partnerin im Anschluss daran alle zwei bis drei Minuten eine Wehe hat.

Da diese Eröffnungsphase bereits sehr viel Energie raubt, ist es sinnvoll, Energieriegel, die Traubenzucker beinhalten, mit in die Kliniktasche zu packen, damit Ihre Partnerin ab und an etwas isst und somit ihren Energiespeicher immer wieder füllen kann.

Um Ihre Partnerin während der Wehen unterstützen zu können, können Sie:

- ihr dabei helfen, ihre Körperhaltung zu ändern.
- mit ihr gemeinsam die Atemübungen durchführen, die Sie während des Geburtsvorbereitungskurses kennengelernt haben.
- mit ihr sprechen, ihr sagen, wie stolz Sie sind und wie stark Ihre Partnerin ist.

Gestalten sich die Schmerzen für Ihre Partnerin als unerträglich, können die Hebammen ihr schmerzlindernde Medikamente geben oder auch eine PDA durchführen, durch die eine umfassende Betäubung eingeleitet wird.

DIE ÜBERGANGSPHASE

Der Muttermund öffnet sich in der Eröffnungsphase nicht ganz auf zehn Zentimeter. Das passiert erst in der Übergangsphase, die eine sehr kurze, dafür aber sehr intensive Phase darstellt. Die Wehen werden immer stärker und der Muttermund öffnet sich innerhalb eines sehr kurzen Zeitraums auf zehn Zentimeter.

Typisch für diese Übergangsphase ist, dass die Wehen nun nicht mehr nur alle zwei bis drei Minuten auftreten, sondern eher in regelmäßigen und sehr schnell aufeinanderfolgenden Intervallen erfolgen. Ihre Partnerin wird kaum mehr Zeit haben, sich von einer Wehe zu erholen, bevor die nächste eintritt, und einige Frauen fangen in dieser Phase sogar an zu zittern.

Die Schmerzen und auch die lange Zeit der Eröffnungsphase treiben Ihre Partnerin an ihre Grenzen und sie wird einen Mix aus dem Drang, nach einem Kaiserschnitt zu fragen, Erschöpfung, Mutlosigkeit und Aufgeben erleben. Während Sie vorher noch gut auf Ihre Partnerin einreden konnten, sollten Sie schlaue Sprüche in der Übergangsphase auf jeden Fall für sich behalten. Die Gebärenden reagieren oft nicht positiv, wenn sie sich neben dem Chaos der Gefühle und der großen Erschöpfung sowie den Schmerzen nun auch noch mit Dingen auseinandersetzen sollen, die Sie von sich geben.

DIE AUSTREIBUNGSPHASE

Bei der dritten Phase der Geburt handelt es sich um die Austreibungsphase, die einsetzt, sobald sich der Muttermund in der Übergangsphase zehn

Zentimeter weit geöffnet hat. In dieser Phase kommt Ihr Baby auf die Welt. Bevor das Baby jedoch durch den Geburtskanal nach draußen gelangt, setzen die sogenannten Presswehen bei Ihrer Partnerin ein. Sie wird den Drang verspüren zu pressen. Nach und nach wird das Köpfchen Ihres Babys sichtbar werden und mit jedem Pressen rutscht es ein Stück weiter aus dem Körper Ihrer Partnerin heraus.

Sollte die Geburt ohne Komplikationen verlaufen sein, kontrollieren die Hebammen kurz, dass das Baby atmet und wohlauf ist, bevor sie es Ihrer Partnerin auf den Bauch legen. Das stellt einen sehr wichtigen Schritt für das Bonding zwischen Mutter und Kind dar und in vielen Fällen sucht das Baby bereits nach der Brust, um an ihr zu nuckeln. Selbst wenn Ihre Partnerin nicht stillen möchte, stellen die ersten Tropfen der Milch, die aus der Brust kommen, eine sehr wichtige Nahrung für das Baby dar und sollten ihm nicht vorenthalten werden.

Genießen Sie diesen Moment, nehmen Sie Ihre Partnerin und Ihr Baby in den Arm und freuen sich über dieses Wunder, dem Sie so lange entgegengefiebert haben. Sie sind nun eine kleine Familie und können sich kennenlernen und Zeit miteinander verbringen. Bevor die Geburt jedoch als vollendet gilt, kommt noch die Nachgeburtsphase.

DIE NACHGEBURTSPHASE

Mit der Geburt des Babys an und für sich ist die Geburt noch nicht vorbei. Denn circa 30 Minuten, nachdem Ihr Baby das Licht der Welt erblickt hat, muss Ihre Partnerin sowohl die Plazenta als auch den Mutterkuchen aus ihrem Körper pressen. In meisten Fällen macht das der Körper der Frau von allein und das Saugen des Babys an der Brust der

Mutter unterstützt diese Phase der Nachgeburt. Sollte die Frau jedoch Schwierigkeiten haben, muss durch das Eingreifen einer Hebamme nachgeholfen werden. Sie hilft dabei, die Plazenta und den Mutterkuchen aus dem Körper der Frau zu befördern.

Mit den sogenannten Nachwehen Ihrer Partnerin löst sich der Mutterkuchen nach und nach von der Gebärmutterwand und kann somit ausgeschieden werden. Die Nachwehen sind deutlich weniger schmerzintensiv als die Wehen während der Geburt und dauern in der Regel nicht sehr lange an. Es ist wichtig, dass die Hebammen den Mutterkuchen auf seine Vollständigkeit untersuchen und sicherstellen, dass er sich komplett aus dem Körper der Frau gelöst hat. Sollten Reste überbleiben, muss eingegriffen werden, da es sonst im Anschluss zu starken Blutungen oder in schlimmeren Fällen sogar zu Infektionen kommen kann.

DAS KOMMT NACH DER GEBURT

Sobald nun auch die Nachgeburt vorbei ist, können Sie die Zeit mit Ihrem Baby voll und ganz genießen. Allerdings werden die Hebammen noch einige wichtige Untersuchungen durchführen, um sicherzustellen, dass es dem Baby gut geht.

Nach der Geburt:

- wird sofort die Uhrzeit überprüft, um den Geburtszeitpunkt festzuhalten.
- wird das Baby gemessen und gewogen, um somit die Geburtsgröße und das Geburtsgewicht zu bestimmen.

- wird der Puls des Babys überprüft, der bei circa 100 liegen sollte.
- wird die Hautfarbe des Babys betrachtet, um sicherzustellen, dass es nicht unter der sogenannten Gelbsucht leidet.
- wird unter Umständen auch der Blutzuckerspiegel untersucht, falls Ihre Partnerin während der Schwangerschaft Schwangerschaftsdiabetes hatte.
- wird die Blutgruppe des Babys bestimmt, sofern Ihre Partnerin die Blutgruppe Rhesus negativ haben sollte. Sollte es eine andere Blutgruppe als Ihre Partnerin haben, muss sie neben der Spritze, die sie vorsorglich in der Schwangerschaft erhalten hat, auch eine Spritze nach der Geburt erhalten.
- werden die Zehen und die Finger an den Füßen und den Händen des Babys gezählt.
- wird das Baby abgetrocknet, von der Käseschmiere befreit und angezogen. Bei der Käseschmiere handelt es sich um ein weißliches schmieriges Sekret, das das Baby bedeckt. Die Aufgabe dieses Sekrets besteht darin, das Baby zu schützen, während es im Fruchtwasser lebt.
- wird die Nabelschnur durchtrennt.

Nicht nur das Baby wird nach der Geburt untersucht, sondern auch Ihre Partnerin wird auf eventuelle äußere und innere Verletzungen untersucht, da es vor allem bei einem sehr starken Pressen unter anderem zu Dammrissen kommen kann. Wenn sowohl die Mutter als auch das Baby wohlauf sind, können Sie endlich die Zeit als frischgebackene Familie genießen und sich ganz in Ruhe kennenlernen.

Da Sie und Ihre Partnerin beim Einsetzen der Wehen beziehungsweise dem Platzen der Fruchtblase sehr viele Gedanken haben, die in Ihrem Kopf herumkreisen, ist es unerlässlich, dass Sie die Kliniktasche einfach nur noch greifen und mit ins Krankenhaus nehmen müssen, ohne sie in der Eröffnungsphase erst packen zu müssen. Achten Sie vor allem darauf, eine Garnitur für Ihr Baby und für die werdende Mutter mitzunehmen, eventuell Stillzubehör einzupacken sowie die nötigen Dokumente mit dabei zu haben. Zu den wichtigsten Dokumenten gehören unter anderem:

- die Geburtsurkunden beider Elternteile
- die Überweisung des Frauenarztes
- die Krankenkassenkarte
- der Personalausweis oder Pass beider Elternteile

DAS DURCHTRENNEN DER NABELSCHNUR

Das Durchtrennen der Nabelschnur stellt einen besonderen Bestandteil der Geburt dar und erfolgt im Krankenhaus in vielen Fällen unmittelbar, nachdem das Baby auf die Welt gekommen ist. Doch immer mehr Frauen entscheiden sich dafür, die Nabelschnur auspulsieren zu lassen, bevor sie durchtrennt wird. Kommt das Baby auf die Welt, befindet sich in der Nabelschnur immer noch Blut, das in den Körper des Babys gepumpt wird. Das heißt, die Nabelschnur pulsiert nach wie vor. Das Blut kann dabei nicht zurück in den Körper Ihrer Partnerin fließen, sondern läuft immer nur in die Richtung Ihres Babys.

Bis die Nabelschnur vollkommen auspulsiert ist, dauert es in der Regel mindestens eine halbe Stunde. Muss eine Hebamme jedoch mehrere Frauen gleichzeitig betreuen, wartet sie oft nicht, bis die Nabelschnur auspulsiert ist, sondern schneidet sie bereits direkt nach der Geburt durch oder lässt sie von Ihnen als Vater durchtrennen. Falls es während der Geburt zu Komplikationen kommen sollte und das Baby und/oder die Mutter einzeln versorgt werden müssen, kann ebenfalls nicht so lange gewartet werden, bis die Nabelschnur auspulsiert ist, sondern es muss direkt gehandelt werden.

Die Vorteile, die das Auspulsieren der Nabelschnur mit sich bringt, beziehen sich auf die folgenden Aspekte:
Neben dem Blutvolumen steigt auch die Zahl der roten Blutkörperchen beim Baby an.
Im Blut befinden sich wertvolle Stammzellen, die die Immunabwehr sehr positiv unterstützen und somit stärken.

Diese beiden fundamentalen Vorteile des späten Abnabelns wurden bereits von mehreren Untersuchungen wissenschaftlich bestätigt, weshalb sich immer mehr Frauen dafür entscheiden, die Nabelschnur auspulsieren zu lassen. Jedoch ist das vor allem im Krankenhaus aufgrund organisatorischer Gründe wie gesagt nicht immer umsetzbar.

Die Folgen des Auspulsierens der Nabelschnur sind, neben den bereits erwähnten Vorteilen, mitunter diese:

- Die Nachgeburt setzt später ein.
- Die Hebamme muss die Frau nach der Geburt so lange betreuen, bis sie die Plazenta ausscheidet. Aus diesem Grund kann es für

Frauen, die die Nabelschnur auspulsieren lassen wollen, sinnvoll sein, das Baby in einem Geburtshaus zur Welt zu bringen oder die eigene Hebamme mit ins Krankenhaus zu bringen, um sicherzustellen, dass sie die Geburt die ganze Zeit hinweg begleiten kann.

In vielen Fällen fragen die Hebammen oder die Ärzte, die die Geburt betreuen (in der Regel betreuen Ärzte jedoch keine Geburt und greifen nur ein, wenn sich Hebammen mit einer Komplikation an einen Arzt wenden), den frischgebackenen Papa, ob er die Aufgabe übernehmen möchte, die Nabelschnur zu durchtrennen. Überlegen Sie sich, eventuell schon vorher, ob Sie diese Aufgabe übernehmen wollen, fühlen Sie sich jedoch nicht schuldig, wenn Ihnen das zu viel ist, weil Sie von der Situation an und für sich bereits überwältigt sind.

Wenn Sie es nicht ins Krankenhaus schaffen

Während sich einige Paare bewusst für eine sogenannte Hausgeburt entscheiden, haben andere Paare eine sehr große Angst davor, dass das Baby zu Hause auf die Welt kommen könnte. In einigen Fällen haben es Babys sehr eilig, und obwohl die durchschnittliche Dauer der Geburt bei circa 13 Stunden liegt, kommt es in einigen Fällen zu einer sogenannten Sturzgeburt, die sehr kurz dauert und oft dazu führt, dass Eltern keine Zeit mehr haben, um ins Krankenhaus zu fahren. Das Baby kommt in diesem Fall zu Hause auf die Welt.

Sicherlich passt dies, sofern Sie die Hausgeburt nicht speziell geplant haben, nicht in Ihren Plan hinein, dennoch sollten Sie in diesem Fall darauf vertrauen, dass der Körper Ihrer Partnerin ganz genau weiß, was er zu tun hat. Rufen Sie zur Sicherheit einen Krankenwagen und die Hebamme, um so schnell wie möglich Unterstützung zu erhalten.

Oft nimmt eine Sturzgeburt nicht mehr als zwei Stunden in Anspruch und nicht immer merken die werdenden Eltern sofort, wenn sich eine Sturzgeburt ankündigt. Allerdings ist vor allem bei Frauen, die bereits eine Geburt hinter sich haben, eine Sturzgeburt sehr viel wahrscheinlicher als bei Frauen, die zum ersten Mal ein Baby auf die Welt bringen. Zwar liegt die Wahrscheinlichkeit einer Sturzgeburt bei einem Prozent, dennoch sollten Sie immer die Möglichkeit im Hinterkopf behalten, dass es zu einer Sturzgeburt kommen könnte. Genau für einen solchen Fall ist es ebenfalls sehr gut, wenn Sie zuvor gemeinsam einen Geburtsvorbereitungskurs besucht haben. Denn sowohl Sie als auch Ihre Partnerin wissen in diesem Fall, was zu tun ist, und können dementsprechend handeln.

Die Sorge, dass die Geburt das Sexualleben beeinträchtigen wird

Wie Sie bereits weiter oben lesen konnten, stellt Sex während der Schwangerschaft an und für sich kein Problem dar. Worauf Sie diesbezüglich achten müssen, haben Sie ebenfalls bereits in dem Kapitel, in dem es speziell um Ihre Partnerin geht, erfahren. Anders gestaltet sich dieser Umstand jedoch unmittelbar nach der Geburt. Selbst wenn Ihre Partnerin eine vollkommen komplikationsfreie Geburt erlebt hat, darf sie direkt nach der Geburt keinen Sex haben.

Ganz davon abgesehen verspüren die wenigsten Mütter unmittelbar nach der Geburt den Drang danach, auf diese Weise intim mit ihrem Partner zu werden. Nach einigen Wochen nach der Geburt können Sie jedoch wieder Sex mit Ihrer Partnerin haben, sofern sie das möchte, sollten aber stets im Hinterkopf behalten, dass nach der Geburt der sogenannte Wochenfluss einsetzt. Dieser ist mit einem erhöhten Infektionsrisiko verbunden, da unter dem Wochenfluss die Wundheilung noch nicht vollständig abgeschlossen ist. Sie sollten aus diesem Grund ganz besonders darauf achten, Kondome zu benutzen, und auf die tägliche Körperhygiene achten, um Infektionsrisiken zu senken.

Viele Männer haben nach der Geburt die Sorge, dass der Sex anschließend nicht mehr so sein wird wie vorher. Das ist unmittelbar nach der Geburt sicherlich der Fall, doch je mehr die Wundheilung abgeschlossen ist und je mehr der Wochenfluss nachlässt, umso mehr wird sich der Sex wieder anfühlen wie zuvor. Allerdings sollten Sie es langsam angehen und Vorsicht walten lassen, wenn das Gewebe Ihrer Partnerin bei der Geburt gerissen ist und genäht werden musste. Die Narbe könnte schmerzen und der Sex könnte sich sowohl für Sie als auch für Ihre Partnerin die ersten Male noch etwas merkwürdig und ungewohnt anfühlen.
Sollte Ihre Partnerin Ihr Baby über einen Kaiserschnitt auf die Welt gebracht haben, hören Sie auf jeden Fall auf die Anweisungen des Arztes bezüglich Sex. Andernfalls besteht die Gefahr, dass die Narbe aufreißt und nicht richtig heilt.

Und wenn mein Baby nicht schön ist?

Mal ganz davon abgesehen, dass Babys nach der Geburt nicht unbedingt die schönsten Wesen sind und sich aus dem kleinen zerknautschten Wesen erst noch entfalten und ihre „wahre Gestalt" annehmen müssen, liegt der Aspekt der Schönheit immer im Auge des Betrachters. Vielleicht machen Sie sich vor der Geburt Gedanken darüber, wie Sie reagieren werden, wenn Ihr Baby nicht schön sein sollte, doch nach der Geburt werden Sie sich fragen, wie Sie sich diese Frage je stellen konnten.

Sie werden vor Glück und Liebe so sehr erfüllt sein, dass Fragen wie die nach der Schönheit Ihres Babys absolut keine Relevanz mehr haben und keine Rolle spielen werden. Selbst wenn Ihr Baby eine bläuliche Farbe aufweist und mit Käseschmiere bedeckt ist, werden Sie es unendlich lieben und als wunderschön ansehen. Machen Sie sich bewusst, dass Ihr Baby direkt aus dem Bauch Ihrer Partnerin gekommen ist und das Ergebnis einer kleinen Eizelle ist, die sich durch viele Prozesse der Zellteilung zu einem Embryo entwickelt hat.

Sie werden sich nach der Geburt nicht in die optische Schönheit Ihres Babys verlieben, sondern in das Baby als Ganzes. Es ist Ihr Fleisch und Blut, das auf die Welt gekommen ist, was in Ihnen eine große Zahl an Glückshormonen freisetzt. Diese Glückshormone sorgen ebenfalls dafür, dass Sie Ihr Baby als wunderschön ansehen und sich im Laufe der Entwicklung und des sich damit immer wieder ändernden Aussehens Ihres Kindes immer wieder neu in es verlieben.

So gehen Sie mit den Schmerzen und mit dem Schreien Ihrer Partnerin am besten um

Sie können sich die Schmerzen und die Schreie, die Ausdruck dieser Schmerzen sind, nicht schönreden und somit auch nicht so tun, als ob Ihre Partnerin nicht leidet, wenn die Wehen einsetzen und sich das Baby auf den Weg macht. Wenn Sie könnten, würden Sie ihr gerne Schmerzen abnehmen und sich die Anstrengungen und die Belastung der Geburt mit ihr teilen. Da das jedoch nicht geht, stellt sich für Sie die Frage, wie Sie am besten mit den Schmerzen und mit dem Schreien Ihrer Partnerin umgehen.

Natürlich geht jeder Mensch anders damit um, wenn er den Menschen, den er liebt, unter starken Schmerzen sieht und ganz genau weiß, dass er nichts tun kann. Allerdings heißt das nicht, dass Sie gehen und Ihre Partnerin allein lassen sollten. Obwohl es Ihnen im ersten Moment vielleicht nicht hilft, ist der Körper der Frau aus biologischer Sicht gesehen dafür gemacht, Kinder auf die Welt zu bringen. Ihre Partnerin mag zwar das Gefühl haben, den Schmerzen nicht standhalten zu können, doch ihr Körper ist dafür gemacht, mit den Schmerzen umzugehen. Nehmen Sie sich diese Ratschläge zu Herzen:

- Reden Sie die Schmerzen nicht klein, sondern erkennen Sie sie an.
- Sagen Sie Ihrer Partnerin, dass sie stark ist und dass Sie sich sicher sind, dass sie die Schmerzen aushalten kann. Und wenn nicht, dass schmerzstillende Möglichkeiten vorhanden sind und Sie voll hinter Ihrer Partnerin stehen, wenn diese genutzt werden sollen.
- Versichern Sie Ihrer Partnerin, dass Sie stolz auf sie sind.
- Augen zu und durch: Halten Sie die Schreie aus und denken daran, dass Ihr Baby bald auf die Welt kommt und Ihre Partnerin zur stolzen Mama und Sie zum stolzen Papa machen wird.

Falls es Ihnen helfen sollte, können Sie nach der Geburt, wenn etwas Zeit verstrichen ist, einen sogenannten Wehensimulator ausprobieren und durch diesen am eigenen Leib erfahren, wie sich Wehen anfühlen. Falls Sie diesen vorher ausprobieren, kann es sein, dass Sie sich erschrecken. In der Regel reicht es jedoch aus, wenn Sie während der Geburt für Ihre Partnerin da sind und Sie auf die beste Weise unterstützen.

Diese Sorgen könnten Ihre Partnerin während der Geburt plagen

Wie bei vielen Dingen ist es auch bei den Ängsten, die die Frau bei der Geburt plagen, immer wichtig, nach dem Motto „Vorsorge ist besser als Nachsorge“ zu handeln und sich rechtzeitig mit eventuell aufkommenden

Sorgen und Ängsten auseinanderzusetzen. Umso besser ist es, dass Sie sich den Tipp der Kommunikation zu Herzen nehmen und mit Ihrer Partnerin über Ängste sprechen, die Sie unter Umständen bezüglich der Geburt plagen.

Dass Frauen vor der Geburt Angst haben, ist vollkommen natürlich. Denn nur, weil der weibliche Körper dafür gemacht ist, Kinder auf die Welt zu bringen, schließt das nicht aus, dass sich die Frau um die bevorstehende Geburt sorgen könnte. Es ist also vollkommen normal, dass Ihre Partnerin Angst vor der Geburt hat, wobei die häufigsten Ängste, die die Frauen in diesem Fall plagen, die folgenden sind: Die Angst davor…

- selbst zu Schaden zu kommen
- dass das Baby bei der Geburt zu Schaden kommen könnte
- dass die Schmerzen unerträglich werden
- einen Notkaiserschnitt machen zu müssen
- etc.

Ängste können auf früheren schwierigen Entbindungen und traumatischen Erlebnissen basieren sowie Erzählungen und Medienberichten entspringen. Umso wichtiger ist es deshalb, dass Sie sich den Tipp aus dem Kapitel der größten Fehler, die Sie als Partner machen können, zu Herzen nehmen, darauf zu verzichten, Ihrer Frau von dramatisch verlaufenen Geburten zu berichten.

An und für sich ist Angst nichts Schlimmes und stellt einen sinnvollen Schutzmechanismus dar, um sich selbst vor dem Unbekannten und

Gefahren schützen zu können. Da sich jede Geburt anders gestaltet und somit auch anders abläuft, haben sogar Frauen, die bereits ein Kind zur Welt gebracht haben, in einigen Fällen Angst vor der Geburt und möglichen Komplikationen.

Entscheidend ist, dass die Angst nicht überhandnimmt und Ihre Partnerin so sehr lähmt, dass sie während des Gebärens verkrampft. Denn in diesem Fall könnte die Geburt ins Stocken kommen und die Angst dafür sorgen, dass es zur selbsterfullenden Prophezeiung kommt: Laut dieser würde in diesem Fall die Angst vor bestimmten Komplikationen zum Eintreffen ebendieser Komplikationen führen, da der Körper verkrampft. Natürlich schließt das nicht aus, dass es bei Frauen, die keine Angst haben, nie zu Komplikationen kommt, doch Ihre Partnerin unterstützt ihren Körper bei der Geburt, indem sie geistig entspannt ist und sich nicht von ihren Ängsten leiten lässt.
Reden Sie mit Ihrer Partnerin und ermuntern Sie sie dazu, sich rechtzeitig vor der Geburt mit ihren Ängsten und Sorgen auseinanderzusetzen und sich professionelle Hilfe, zum Beispiel von einer Hebamme, von ihrem Frauenarzt oder auch von einem Psychologen, zu holen. Es kann Ihrer Partnerin des Weiteren sehr helfen, wenn sie weiß, dass die Hebamme, die sie bereits während der Schwangerschaft begleitet hat und die ebenso die Nachsorge übernimmt, bei der Geburt dabei sein wird. So fühlen sich die schwangeren Frauen der Situation nicht vollkommen ausgeliefert und entwickeln ein Vertrauensverhältnis, das in dieser neuen Situation der Geburt ihre Ängste lindert.

So können Sie Ihre Partnerin bei der Geburt am besten unterstützen

Auch wenn Sie sich während der Geburt vielleicht hilflos vorkommen mögen und anfangs nicht wissen, wie Sie Ihrer Partnerin begegnen sollen, wenn sie unter Schmerzen leidet und ihren Schmerzen durch das Schreien Ausdruck verleiht, spielen Sie eine sehr wichtige Rolle!

- Seien Sie einfach da und bringen somit etwas Vertrautheit in die neue Situation.
- Seien Sie der Fels in der Brandung, an dem sich Ihre Partnerin unter den Wehen festhalten kann.
- Kümmern Sie sich um die Mitnahme der Kliniktasche und alle Fragen, die im Krankenhaus aufkommen könnten, sodass sich Ihre Partnerin voll und ganz auf die Geburt konzentrieren kann.
- Besorgen Sie Snacks und Getränke, wenn Ihre Partnerin zwischendurch von Hunger oder Durst heimgesucht wird.
- Verbringen Sie so wenig Zeit wie möglich am Smartphone. Ihre Partnerin braucht Sie.
- Informieren Sie sich darüber, was sich Ihre Partnerin wünscht, um unter Umständen nach bestimmten Maßnahmen zu fragen.
- Werden Sie zum Blitzableiter und lassen Sie zu, dass Ihre Partnerin ihren Frust über die Schmerzen an Ihnen auslässt. Reagieren Sie nicht gereizt oder beleidigt, sondern behalten Sie im Hinterkopf, dass sich Ihre Partnerin in einer extremen Ausnahmesituation befindet.

KAPITEL 9

HAPPY EVER AFTER – ALLES, WAS SIE ÜBER DIE ZEIT NACH DER GEBURT WISSEN SOLLTEN

Ihr Baby ist da! Ihre Partnerin hat sich bereits etwas von den Strapazen der Geburt erholt und Sie haben nun viel Zeit, um als kleine Familie zusammenzufinden und zusammen zu wachsen. Es ist jedoch nicht nur für die Zeit der Schwangerschaft und der Geburt äußerst nützlich zu wissen, was Sie in etwa erwartet, sondern auch für die Zeit nach der Geburt ist es sinnvoll, dass Sie sich im Voraus mit einigen Aspekten auseinandersetzen und in Erfahrung bringen, was Sie ungefähr erwarten wird.

Keine Frage, die Geburt stellt sowohl für Sie als auch für Ihre Partnerin ein einschneidendes Ereignis dar. Allerdings ist es der Körper Ihrer Partnerin, der das Baby austrägt, und es ist der Körper Ihrer Partnerin, der sich nach der Geburt des Kindes wieder erholen muss. Aus diesem Grund erfahren Sie in den nächsten Abschnitten mehr darüber, was mit Ihrer Partnerin und mit Ihrem Baby nach der Geburt passiert.

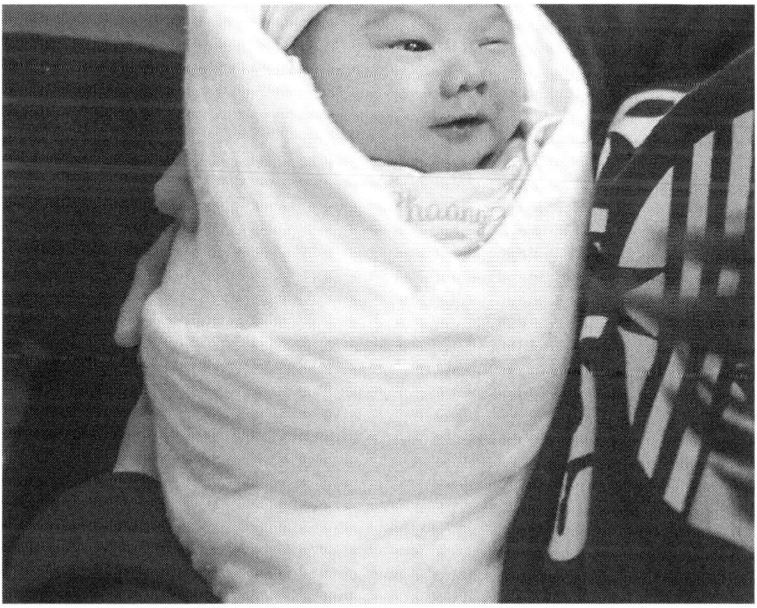

Photo by Sunyani Hoàng from Pexels

Ihre Partnerin und die Zeit nach der Geburt

Für Ihre Partnerin spielt nach der Geburt vor allem das Wochenbett eine maßgebliche Rolle, weshalb es umso wichtiger ist, dass Sie sie bestmöglich unterstützen, bestimmte Aufgaben übernehmen und ihr die Zeit geben, die sie braucht, um sich von der Geburt zu erholen und sich an das Stillen zu gewöhnen (falls sie stillen mag und kann).

DAS WOCHENBETT UND SEINE BEDEUTUNG

Der Körper Ihrer Partnerin leistet während der Schwangerschaft Höchstleistungen. Aus diesem Grund braucht er nach der Schwangerschaft und nach der Geburt ausreichend Zeit, um sich von beidem zu erholen. In der Regel können Sie den Begriff „Wochenbett“ wörtlich nehmen und genau so interpretieren, wie er sich darstellt – als wochenlanges Liegen im Bett. Natürlich muss Ihre Partnerin, sofern dies nicht anders vom Arzt verordnet wurde, nicht über viele Wochen hinweg strenge Bettruhe halten, doch sie sollte die ersten sechs Wochen nach der Geburt nutzen, um sich zu entspannen und zu erholen, ohne zu viel zu machen oder sich zu stressen.

Mutter und Kind müssen sich erst aufeinander einspielen und aneinander gewöhnen, was sie am besten im Wochenbett machen. Das Stillen, Kuscheln und Schlafen stehen aus diesem Grund im Vordergrund, wobei auch Sie als Vater einen sehr hohen Stellenwert einnehmen.

In der Regel übernimmt die Hebamme die Nachsorge und kommt Sie und Ihre kleine Familie in der Zeit des Wochenbetts regelmäßig besuchen, um sicherzustellen, dass es sowohl Ihrer Partnerin als auch Ihrem Baby gut geht. Zudem kümmert sich die Hebamme um die Pflege des Bauchnabels, der unter Umständen etwas rötlich sein kann, nachdem der Rest der Nabelschnur abgefallen ist.

Erst wenn das Wochenbett und der Wochenfluss beendet und somit alle Wunden vollkommen abgeheilt sind, sollte Ihre Partnerin mit der Rückbildung beginnen. Für diese Zwecke bieten Hebammen sogenannte

Rückbildungskurse an, die je nach Kurs mit oder ohne die Anwesenheit des Babys stattfinden.

Sollten Sie merken, dass Ihre Partnerin während des Wochenbetts sehr mit Bauch- und/oder Rückenschmerzen zu kämpfen hat, sollten Sie sie dazu ermuntern, dies der Hebamme mitzuteilen oder sich mit den Beschwerden an den behandelnden Frauenarzt zu wenden. Denn diese Beschwerden könnten auf einen Wochenflussstau hinweisen, dem Ihre Partnerin mit Sitzbädern und Massagen entgegenwirken kann.

Die Hebamme, die Ihre Partnerin im Wochenbett begleitet, kümmert sich zudem um:

die Stillberatung, falls Ihre Partnerin stillen sollte

die Trageberatung (wenn sie als Trageberaterin ausgebildet ist), falls Sie das Kind im Tragetuch tragen wollen

SO UNTERSTÜTZEN SIE IHRE PARTNERIN NACH DER GEBURT TATKRÄFTIG

Um Ihrer Partnerin die notwendige Ruhe und Erholung im Wochenbett zu ermöglichen, ist es ausschlaggebend, dass sie sich voll und ganz auf Ihre tatkräftige Unterstützung verlassen kann. Natürlich kann es sein, dass Sie nicht gemeinsam mit Ihrer Partnerin in Elternzeit gehen und weiterhin arbeiten müssen und aus diesem Grund lediglich am Abend und am Wochenende helfen können. In diesem Fall kann es für Ihre Partnerin eine sehr große Hilfe darstellen, wenn Sie sie fragen, ob sie sich vielleicht Unterstützung von der Familie wünscht – vor allem, wenn Sie mehrere Kilometer von der Familie trennen sollten, kann es sinnvoll sein, dass zum Beispiel die Mutter Ihrer Partnerin oder Ihre Mutter für ein paar Wochen bei Ihnen einzieht.

Übersehen Sie Chaos und Wäscheberge großzügig und konzentrieren sich auf Ihre Partnerin und auf Ihr Baby. Es wird sich später keiner mehr daran erinnern, wie schmutzig oder wie aufgeräumt die Wohnung war, vielmehr werden Sie sich gemeinsam an die schöne Zeit des Kennenlernens nach der Geburt zurückerinnern.

Die erste Zeit mit dem Baby

Ihr Baby wird Sie immer wieder aufs Neue überraschen. Denn vor allem im ersten Lebensjahr entwickelt sich Ihr Baby rasant weiter und macht einen mentalen und körperlichen Wachstumsschub nach dem anderen. Während das kleine Wesen anfangs kaum seinen Kopf halten kann und somit auf eine richtige Haltung angewiesen ist, kann es nach einigen Monaten bereits den Kopf heben, anschließend sitzen und wenig später sagt es bereits sein erstes Wort. Über die Entwicklung von Babys in den ersten Lebensjahren erfahren Sie später noch mehr.
Hier erhalten Sie erst einmal alle essenziellen Informationen, die Sie für die ersten Wochen und Monate mit Ihrem Baby brauchen. Denn das Windelwechseln, Waschen und Bekleiden des Kindes sind keinesfalls Dinge, die allein Ihre Partnerin etwas angehen. In vielen Fällen bekommen Sie bereits im Krankenhaus einige nützliche Tipps und Empfehlungen von der Hebamme, die Ihnen erklärt, wie Sie das Baby am besten halten und die Windeln am einfachsten wechseln.

SO HALTEN SIE DAS BABY RICHTIG

Vielleicht sind Sie mit kleineren Geschwistern aufgewachsen oder haben schon einmal das Baby eines Freundes im Arm gehalten und wissen aus diesem Grund, worauf Sie achten müssen, wenn Sie ein Baby halten. Falls nicht, folgen hier einige Anleitungen, die Sie befolgen sollten, wenn es darum geht, das Baby richtig zu halten:

- Stützen Sie den Kopf, indem Sie den Arm so unter den Kopf legen, dass der Kopf nicht nach hinten fallen und auch nicht zur Seite kippen kann.
- Stellen Sie Augenkontakt zu Ihrem Baby her und sorgen somit dafür, dass Ihr Kind Vertrauen zu Ihnen aufbaut.
- Sie können Ihr Baby ebenso gut so halten, dass es mit seinem Kopf auf Ihrem Oberkörper liegt und Sie mit einer Hand den Po stützen und mit der anderen Hand den Rücken stabilisieren.

Sollte Ihr Baby unter Blähungen leiden, kann der Fliegergriff helfen, den Pups zu lockern und dem Baby somit dabei zu helfen, zu pupsen und dem Bauchweh ein Ende zu bereiten. Für den Fliegergriff rollen Sie das Baby mit seinem Bauch nach unten auf Ihren Unterarm, wobei der Kopf Ihres Kindes in Ihrer Armbeuge liegt. Mit der anderen Hand stützen Sie seinen Rücken oder tätscheln ihm den Po.

Geben Sie sich selbst Zeit, wenn Sie Ihr Baby die ersten Male halten, und tasten Sie sich langsam an das Halten Ihres Babys heran. Sollten Sie Angst davor haben, dass Ihnen Ihr Baby aus dem Arm fällt oder dass Sie es zu sehr festhalten, halten Sie es die ersten Male einfach im Sitzen zum Beispiel auf der Couch, die einen weichen Untergrund darstellt. Entscheidend ist, dass Sie Ihr Baby halten, um eine Bindung zu ihm aufzubauen.

DIE RICHTIGE TEMPERATUR IM ZIMMER

Ihr Baby kommt aus der geschützten Gebärmutter auf die Welt und hat zudem noch keine Temperaturregulation. Es ist nicht dazu in der Lage, heiße Temperaturen durch Schwitzen auszugleichen, sodass es in der Verantwortung der Eltern liegt, nicht nur auf eine angemessene Kleidung, sondern auch auf die richtige Raumtemperatur zu achten.

Für Neugeborene liegt diese bei circa 24 Grad Celsius und nach einigen Monaten sinkt sie auf 22 Grad Celsius tagsüber. Zum Schlafen achten Sie am besten darauf, dass im Raum Temperaturen von circa 20 Grad Celsius herrschen. Doch nicht nur die Temperatur, sondern auch die Luftfeuchtigkeit spielen eine große Rolle bezüglich der richtigen Atmosphäre im Raum. Achten Sie vor allem in den Monaten der kalten Jahreszeit auf eine Luftfeuchtigkeit, die sich zwischen 30 und 50 Prozent bewegt. Für mehr Luftfeuchtigkeit im Zimmer sorgen unter anderem feuchte Tücher oder auch eine mit Wasser befüllte Schüssel, die Sie auf die Heizung stellen.

I'M TOO SEXY FOR MY SHIRT – DIE RICHTIGE KLEIDUNG FÜR DAS BABY

Mit der richtigen Kleidung verhindern Sie, dass Ihr Baby im Winter friert und im Sommer schwitzt. Ob Ihrem Baby heiß ist, prüfen Sie am besten mit einem Griff in seinen Nacken. Ist dieser heiß, ist das ein Anzeichen darauf, dass Sie Ihr Baby zu warm angezogen haben oder dass die Umgebungstemperatur zu warm ist. Viele Eltern tendieren in der Regel dazu, ihre Kinder zu warm anzuziehen und noch eine Decke extra mit in den Kinderwagen zu legen. Deshalb erfahren Sie nachfolgend mehr über die passende Kleidung für Ihr Baby.

In den ersten Monaten ihres Lebens frieren Babys schneller als später, was jedoch nicht heißt, dass sie im Sommer einen Wollpullover tragen müssen. Was Sie auf jeden Fall beachten sollten, ist, dass Ihr Baby auch im Sommer draußen eine dünne Baumwollmütze tragen sollte. Denn seine Wärme verliert das Baby vor allem über den Kopf, den Sie mit einer solchen Mütze zuverlässig schützen. Orientieren Sie sich am besten immer an Ihrer eigenen Kleidung und ziehen Ihrem Baby stets eine Schicht mehr an, als Sie selbst tragen.

Frühling	Mütze (dünne Baumwollmütze) etwas dickere Socken Handschuhe, falls es noch kalt sein sollte Pullover bei unter 10 Grad Celsius atmungsaktive und winddichte Softshelljacke
Sommer	leichte und luftige Kleidung Sonnenhut Kurzarmbody aus dünner Baumwolle leichte Hose aus dünner Baumwolle
Herbst	Mütze und Halstuch wind- und regendichte Jacke Langarmbody lange Hose etwas dickere Socken Decke für den Kinderwagen

Winter	mehrere Schichten, um immer eine Schicht ausziehen zu können Halstuch dicke Mütze Handschuhe Daunenjacke, Schneeanzug oder Winterfußsack für den Kinderwagen

Achten Sie im Sommer darauf, das Baby nicht den direkten Strahlen der Sonne auszusetzen und sich im Schatten aufzuhalten. Allgemein sollten Sie sich stets an den Temperaturen orientieren und Ihrem Kind nicht einfach eine dicke Jacke anziehen, weil Herbst ist. Auch im Herbst gibt es warme Tage, die eine luftigere Kleidung erfordern.

DIE HYGIENE DES BABYS

Ihr Baby benötigt eine regelmäßige Hygiene, wobei es allerdings wichtig ist, dass Sie es nicht übertreiben. Denn auf der Haut Ihres Babys befindet sich eine wertvolle Schutzschicht, die bei einer zu intensiven Hygiene und der Verwendung zu vieler Produkte angegriffen und zerstört wird. Sie kann ihrer Funktion nicht mehr nachkommen und Ihr Baby somit nicht mehr umfangreich und zuverlässig schützen.

Bezüglich der Hygiene Ihres Babys achten Sie am besten auf die folgenden Punkte:

- Fassen Sie das Kind mit gewaschenen Händen an und fordern ebenfalls Besucher dazu auf, die Hände zu waschen, bevor sie das Baby anfassen.

- Achten Sie, falls das Baby Pulvernahrung bekommt und Schnuller verwendet, darauf, dass die Fläschchen und Schnuller in jedem Fall abgekocht und gründlich gereinigt sind.
- Verzichten Sie darauf, Ihr Baby jeden Tag zu baden, und baden Sie es stattdessen circa ein Mal pro Woche. Zum Schutz der natürlichen Schutzschicht der Haut verwenden Sie für das Bad am besten Muttermilch und/oder etwas Olivenöl und verzichten auf aggressive Produkte und Pflegemittel.
- Das Wasser für das Bad des Babys sollte circa 36 bis 37 Grad betragen.
- Nutzen Sie einen Waschlappen und waschen das Baby gründlich mit diesem.
- Verwenden Sie auf keinen Fall Wattestäbchen. Selbst wenn Hersteller auf dem Markt spezielle Wattestäbchen für Babys anbieten, könnten Sie unter Umständen das Trommelfell kaputt machen.
- Die Nägel eines Babys sind sehr weich und müssen aus diesem Grund nicht geschnitten werden.
- Verwenden Sie bezüglich der Zähne erst für die ersten Zähnchen eine spezielle Babyzahnbürste und eine babygerechte Zahnpasta.

Keine Sorge: Sollte Sie eine Hebamme für die Nachsorge besuchen, führt sie in der Regel das erste Bad gemeinsam mit Ihnen durch und zeigt Ihnen alles, worauf Sie achten müssen.

UND TÄGLICH GRÜẞT DAS MURMELTIER – DAS WECHSELN DER WINDELN

Na, wie oft macht ein Baby wohl in die Windel, bevor es lernt, aufs Töpfchen zu gehen? Oft! Im Durchschnitt etwa 6.000 Mal. Das ist ganz schön viel. Bei so vielen Windeln werden Sie früher oder später merken, dass das Windelwechseln zur wahren Routine geworden ist und Sie gar nicht mehr über den nächsten Handgriff nachdenken müssen – das Wechseln der Windeln erfolgt dann nahezu schon automatisch.

Bezüglich des Windelwechselns sollten Sie die folgenden Aspekte beachten:

- Die Windel sollte alle drei bis vier Stunden gewechselt werden.
- Wischen Sie Ihr Baby am besten mit Wasser ab und greifen nur unterwegs auf Feuchttücher zurück.
- Lassen Sie Ihr Baby bei der richtigen Raumtemperatur ruhig ab und an nackt strampeln, sodass die Haut atmen kann.
- Wischen Sie die Vagina bei Mädchen immer von vorne nach hinten und nie von hinten nach vorne ab.
- Verschieben Sie beim Jungen nie die noch festsitzende Vorhaut.
- Reiben Sie einen wunden Po am besten mit Creme ein. Sollte der Po nicht rot sein, verzichten Sie auf Creme.
- Dass die Windel gut sitzt, erkennen Sie daran, dass Sie noch locker Platz für zwei Finger im Windelbund finden.

Natürlich haben Sie und Ihre Partnerin die Möglichkeit, auf die

Wegwerfwindeln zu verzichten und stattdessen auf Stoffwindeln zurückzugreifen oder das Baby abzuhalten. Für Letzteres müssen Sie sich vorher intensiver mit der Vorgehensweise auseinandersetzen. Jedoch schonen diese beiden Alternativen die Umwelt im Gegensatz zu den unzähligen Wegwerfwindeln, die allein ein Baby benötigt.

HILFE, DAS BABY WEINT!

Bevor Sie Vater geworden sind, werden Sie vermutlich keine Unterschiede in Bezug auf das Schreien eines Babys erkannt haben, sondern schlicht und ergreifend festgestellt haben, dass das Schreien recht nervig ist. Da kann Ihnen niemand widersprechen. So sehr Eltern Ihre Babys auch lieben – das Schreien nervt und soll auch nerven. Denn weil es nervt, haben Eltern den Drang danach, ihm ein Ende zu setzen und sich auf die Suche nach der Lösung zu begeben. Obgleich Sie die Schreie anfangs vielleicht nicht immer direkt deuten können, versuchen Sie, ruhig zu bleiben und nicht an sich zu zweifeln. Sie und Ihr Baby müssen sich erst aufeinander einspielen und es ist keine Schande, wenn Sie nicht sofort wissen, was das Problem ist. Sie sollten:

- ruhig bleiben
- im Zweifelsfall das Zimmer verlassen, um kurz durchzuatmen und neue Kraft zu sammeln
- Hilfe suchen
- sich vor Augen führen, dass Ihr Baby von Ihnen abhängig ist und nicht schreit, um Sie zu ärgern, sondern dass das Schreien das einzige Kommunikationsmittel ist, das Ihr Baby hat, um sich mitzuteilen

- wissen, dass Kinder das Schreien ebenfalls verwenden, um Dinge zu verarbeiten (achten Sie darauf, dass Sie Ihr Baby nicht überreizen, und richten Sie Routinen ein)

Um Ihnen dabei zu helfen, den Grund für das Schreien des Babys herauszufinden, können Sie sich an den folgenden Hinweisen orientieren:

Hunger	Bei Flaschennahrung hat Ihr Baby in der Regel alle drei bis vier Stunden Hunger. Stillt Ihre Partnerin nach Bedarf, kann das Baby zu jedem beliebigen Zeitpunkt Hunger haben, da die Muttermilch sehr leicht verdaulich ist. Das Baby dreht den Kopf von links nach rechts und quengelt, anstatt zu schreien.
Müdigkeit	Jammern wird zu lautem Schreien Blinzeln, Strampeln, Rudern mit den Armen
Langeweile	aufgeregtes Strampeln mit Armen und Beinen
Schmerzen	intensivster und schrillster Schrei hohe Tonlage Baby schnappt viel nach Luft Ihr Baby wirft sich hin und her

Es gibt allerdings auch die sogenannten Schreibabys, die gefühlt den ganzen Tag schreien. Das kann vor allem für Eltern, die zum ersten Mal ein Baby haben, eine sehr große Belastung darstellen. Wenden Sie sich in einem solchen Fall am besten an den Kinderarzt, der Sie anschließend an eine Schreiambulanz verweist. Dort kann Ihnen mit Sicherheit geholfen werden.

DER KAUF DES KINDERWAGENS

Viele Hersteller bieten unterschiedliche Kinderwagen auf dem Markt an, sodass sich für viele werdende Eltern die Frage stellt, für welchen Kinderwagen sie sich entscheiden sollten. Kümmern Sie sich aus diesem Grund bereits während der Schwangerschaft (rund um die 26. Schwangerschaftswoche herum) um den Kauf des Kinderwagens, um garantiert das passende Modell zu finden.

Am besten nehmen Sie gemeinsam mit Ihrer Partnerin eine Beratung in Anspruch und orientieren sich bezüglich des Kaufes an den folgenden Tipps und Fragen:

- Wo möchte ich mit meinem Kinderwagen entlangfahren? Welche Räder brauche ich dafür?
- Wie gut muss der Kinderwagen wenden können?
- Will ich mit dem Kinderwagen durch dünne Gassen fahren oder darf er auch breit sein?
- Wie groß darf der Kinderwagen sein, damit er gut in den Kofferraum passt?
- Möchte ich einen neuen Kinderwagen kaufen oder will ich vielleicht lieber einen gebrauchten anschaffen?
- Besitzt das Modell ein GS-Zeichen?
- Ist das Baby über den Gurt ausreichend gesichert?
- Lässt sich das Modell zum Buggy umbauen? Schaut das Kind im Buggy nach vorne oder zu mir, oder sind beide Positionen möglich?

Einige Paare entscheiden sich bewusst gegen den Kauf eines Kinderwagens und für den Kauf eines Tragetuchs oder einer Babytrage. Mit dieser tragen Sie das Baby nicht nur nah an Ihrem Körper, sondern haben auch beide Hände frei und können überall dort entlanglaufen, wo der Kinderwagen auf Probleme trifft.

Die Zeit als Kleinkind

Ihr Baby wächst schneller zum Kleinkind heran, als Sie sich das vielleicht vorstellen können. Sie als Vater spielen dabei in jedem Abschnitt eine fundmentale Rolle für Ihr Baby und tragen dazu bei, dass es sich gut entwickelt. Doch wann ist das Baby eigentlich kein Baby mehr und fällt unter die Kategorie des Kleinkindes?

Bis zum 28. Lebenstag	Neugeborenes
Zwischen 29. Lebenstag und vollendetem 12. Lebensmonat	Säugling
Nach der Vollendung des ersten Lebensjahres bis zur Vollendung des dritten Lebensjahres	Kleinkind
Ab dem vierten Lebensjahr bis zum Ende des 12. Lebensjahres	Kind

DIE WICHTIGEN ENTWICKLUNGSSCHRITTE INNERHALB DER ERSTEN DREI JAHRE

Vor allem in den ersten drei Lebensjahren durchläuft Ihr Kind sehr viele Entwicklungsschritte, die dazu beitragen, dass es sich nicht nur körperlich, sondern auch mental weiterentwickelt. Hier erfahren Sie alles über die größten Meilensteine, die Ihr Kind in den ersten drei Jahren seines Lebens erreicht und bei welchen Sie es gemeinsam mit Ihrer Partnerin begleiten dürfen.

Das erste Lebensjahr	Die Motorik steht im Vordergrund. Das Baby lernt, sich auf den Bauch zu rollen, zu krabbeln und sich an Stühlen und Tischbeinen hochzuziehen. Ihr Baby wird die ersten Schritte machen und vielleicht schon frei laufen. Das Baby hat vor allem zu seiner Mutter – Ihrer Partnerin – eine sehr intensive Bindung. Ab dem neunten Lebensmonat ahmt es Laute und erste Wortfetzen nach. Das erste Wort fällt in der Regel ebenfalls im ersten Lebensjahr. Zum Ende des ersten Lebensjahres verfügt Ihr Baby über die wesentlichen Sehfähigkeiten.
Das zweite Lebensjahr	Ihr Baby folgt seinem wachsenden Bewegungsdrang und wird immer mobiler. Mit circa 18 Monaten kann Ihr Baby bereits Treppen steigen. Auch sprachlich hat es sich weiterentwickelt und kann Zweiwortsätze bilden. Ihr Baby wird sich daran versuchen rückwärtszulaufen.
Das dritte Lebensjahr	Ihr Kind verfügt über eine sehr viel bessere Feinmotorik und kann nun unter anderem Perlen auffädeln. Es kann länger durchhalten und sich auf Ziele fokussieren, ohne direkt aufzugeben. Kinder wollen im dritten Lebensjahr im Alltag mitwirken, beim Kochen helfen oder auch beim Haushalt unterstützen. Nehmen Sie die Hilfe an und nutzen Sie die Gelegenheit, um Ihrem Kind bei seiner Selbstständigkeit zu helfen und an Ihrer Bindung zu Ihrem Kind zu arbeiten.

Die ersten drei Lebensjahre und die Bindung, die Kinder in dieser Zeit zu ihren Eltern aufbauen, stellen eine sehr wichtige Grundlage für die Entwicklung der Persönlichkeit des Kindes, seiner Selbstliebe und des Umgangs mit bestimmten Situationen im späteren Leben dar. Aus ebendiesem Grund entscheiden sich viele Eltern dafür, ihr Kind in den ersten drei Jahren selbst zu betreuen – obwohl das für sie unter Umständen finanzielle Einbußen bedeuten könnte. Das heißt jedoch nicht, dass Kinder, die in den Kindergarten gehen, diese feste Bindung nicht entwickeln können. Jedes Kind ist anders und alle Eltern entscheiden jeweils selbst für ihr Kind.

SO BAUEN SIE EINE BEZIEHUNG ZU IHREM KIND AUF

Väter haben oft das Gefühl, dass es ihnen schwerer fällt, eine Bindung zu ihrem Kind aufzubauen, als dies bei der Mutter der Fall ist. Doch dieser Schein trügt. Denn auch Sie als Vater haben sehr viele Möglichkeiten, eine gute Beziehung zu Ihrem Baby aufzubauen und die Vater-Kind-Bindung somit von Tag zu Tag immer mehr zu stärken:

- Tragen und wickeln Sie Ihr Kind, so oft es geht.
- Füttern Sie das Kind, falls Ihre Partnerin nicht stillen sollte.
- Reden Sie über seine Gefühle und nehmen Sie seine Gefühle ernst. Wenn es weint, ist es nicht mit einem „Ist doch gar nichts passiert!“ oder „Ist doch nicht so schlimm!“ getan.
- Binden Sie Ihr Kind in tägliche Dinge mit ein und verbringen somit Zeit miteinander.
- Nehmen Sie die Spieleinladungen Ihres Kindes an.

- Planen Sie Vater-Kind-Tage.
- Schaffen Sie eine Routine, die allein Ihnen und Ihrem Kind gehört. Vielleicht möchten Sie ja das Baden übernehmen?
- Nehmen Sie Ihr Kind immer ernst und hören Sie ihm zu. Wenn es sich ernstgenommen fühlt, wirkt sich das sehr positiv auf Ihre Beziehung zu Ihrem Kind aus.

Wenn Sie das fünfte Rad am Wagen sind

Schatz, warum weint das Baby? Schatz, wo sind die Windeln? Hast du den Schlafanzug gesehen? Hilfst du mir mal eben mit dieser Hose? Väter haben nicht selten das Gefühl, mit bestimmten Dingen nicht klarzukommen und der Mutter, vor allem, wenn es um das Baby und die Organisation des Haushaltes sowie die Erziehung geht, unterlegen zu sein. Deshalb macht sich bei ihnen manchmal das Gefühl breit, das fünfte Rad am Wagen zu sein. Sie dürfen dabei jedoch nicht vergessen, dass Sie für Ihr Kind der beste Papa sind, den es sich nur wünschen kann. Selbst wenn Sie sich manchmal unnütz fühlen, spielen Sie, neben Ihrer Partnerin, die Hauptrolle im Leben Ihres Babys.

WENN DAS KIND STETS IM MITTELPUNKT STEHT UND SIE IMMER MEHR IN DEN HINTERGRUND RÜCKEN

Was in der Schwangerschaft angefangen hat, setzt sich nach der Geburt fort: Sie erhalten kaum Aufmerksamkeit. Alle Augen ruhen auf Ihrem Baby, das im Mittelpunkt steht. Allerdings sollten Sie darauf achten, dass all die Liebe und Aufmerksamkeit für Ihr Baby nicht zu viel werden. Denken Sie daran, dass der Sehsinn Ihres Babys noch nicht vollkommen ausgebildet ist und es nach Geborgenheit und Vertrautheit sucht.

Schützen Sie es also vor zu viel Hin- und Herreichen und sorgen Sie dafür, dass es, obwohl es der Star ist (oder vielleicht genau deswegen), ausreichend Schutz und Geborgenheit erhält.

Doch nicht nur von den Verwandten erhalten Sie kaum Aufmerksamkeit, sondern auch oder besonders von Ihrer Partnerin bekommen Sie kaum mehr nette Worte, einen Kuss, eine Umarmung oder schlicht und ergreifend Zweisamkeit. Nicht umsonst sagt man, dass ein Kind die Beziehung auf die Probe stellt. Mit der Geburt eines Kindes leidet die Beziehung der Eltern, da ein Kind viel Aufmerksamkeit, Kraft und Nerven fordert und einfach nicht viel Zeit für Zweisamkeit bleibt. Dieser großen Belastung halten nur Paare stand, die eine stabile Basis haben und wirklich zusammenhalten.

Reden Sie mit Ihrer Partnerin und finden Sie gemeinsam Lösungen dafür, wie Sie nach der aufregenden Zeit nach der Geburt und nach den ersten Wochen mit dem Baby langsam wieder zu sich finden und sich Zeit füreinander nehmen:

- Planen Sie ein Date pro Woche (das kann auch zu Hause sein, aber nehmen Sie sich bewusst Zeit füreinander).
- Reden Sie über Ihre Sorgen und über Ihre Bedürfnisse.
- Machen Sie sich hübsch, nehmen die Großeltern Ihres Kindes in Anspruch und gehen für ein paar Stunden aus.

So anstrengend die ersten Wochen und Monate mit Baby sein mögen und so sehr die Beziehung auch darunter leiden mag – denken Sie immer daran, dass Ihr Baby schnell groß wird und nur ein Mal klein ist. Nehmen Sie sich Zeit für sich und Ihre Partnerin und binden auch Ihr Baby mit in diese Zeit ein. Verbringen Sie Zeit miteinander, spielen sich aufeinander ein und finden somit einen Rhythmus und eine Lösung, die für Sie als Familie passt.

MAMA IST DIE BESTE!

Sie geben Ihr Bestes, haben dieses Buch gelesen und möchten Ihrem Kind der beste Papa sein, den es sich wünschen kann. Und was macht das Baby? Es bevorzugt Mama. Es beruhigt sich nur, wenn Mama da ist. Es weint, wenn Mama nicht da ist. Es lässt sich nur von Mama füttern und nur das Spielen mit Mama ist schön.

In erster Linie ist es fundamental, dass Sie sich darüber bewusst werden, dass Ihr Baby Sie unendlich liebt und Sie eine genauso wichtige Rolle in seinem Leben spielen wie Ihre Partnerin. Doch in den ersten Lebensjahren konzentriert sich Ihr Baby vor allem auf die Mutter, da es in Ihr herangewachsen ist und somit eine ganz spezielle Bindung zu ihr hat.

Ihr Baby möchte Sie nicht etwa verletzen und hat Sie auch nicht weniger lieb. Gehen Sie die Sache gelassen an und nehmen diesen Umstand zum Anlass, um Ihre Partnerin zu unterstützen und ihr diese Zeit und Belastung so angenehm wie möglich zu machen. Denn oft leiden die Mütter mit, wenn sie sehen, wie sehr ihre Partner leiden, wenn Sie augenscheinlich keine Bindung zum Kind aufbauen können. Manchmal würde sich Ihre Partnerin vielleicht etwas mehr Zeit für sich wünschen, während Sie sich nach mehr Zeit mit Ihrem Baby sehnen. Seien Sie präsent, aber zwingen Sie sich Ihrem Baby nicht auf. Indem Sie da sind und ihm zeigen, dass Sie es lieben, mit ihm spielen und immer wieder versuchen, es zu wickeln, zu tragen und zu trösten, schaffen Sie die beste Grundlage, um eine gute Beziehung zu Ihrem Baby aufzubauen.

KAPITEL **10**

ZEHN PROFITIPPS FÜR WERDENDE UND FRISCHGEBACKENE VÄTER

1. Legen Sie, so oft es geht, das Smartphone weg und machen den Fernseher im Hintergrund aus und schenken stattdessen Ihrem Kind die volle Aufmerksamkeit.

2. Hören Sie auf Ihr inneres Kind. Welches Verhalten hätten Sie sich von Ihrem Vater damals gewünscht?

3. Ziehen Sie mit Ihrer Partnerin an einem Strang und schieben Ihr nicht die Rolle der „Strengen" zu, um der „Lustige" zu sein.

4. Tauschen Sie sich mit anderen Vätern aus.

5. Schenken Sie Ihrem Kind Nähe, indem Sie es umarmen, mit ihm kuscheln, ihm etwas vorlesen etc.

6. Schaffen Sie Rituale, die für Sicherheit und Vertrautheit sorgen.

7. Geben Sie zu, dass auch Papas Fehler machen, und entschuldigen

sich für diese.

8. Vertrauen Sie Ihrem Kind, schätzen dabei jedoch vorher ein, inwiefern eine Situation gefährlich ist und inwiefern das Kind der Situation bereits gewachsen ist.

9. Schenken Sie Ihrem Kind bedingungslose Liebe und somit die Sicherheit darüber, dass Sie immer da sind und es immer, ganz egal, was passiert, lieben.

10. Nehmen Sie sich Zeit für sich. Um als Vater vollkommen präsent sein zu können, ist es notwendig, dass Sie neue Energie tanken und sich ab und an einfach mal entspannen.

KAPITEL **11**

WUSSTEN SIE SCHON? – LUSTIGE FUNFACTS FÜR ZWISCHENDURCH

Wussten Sie schon, dass die Schwangerschaft und auch die Geburt mit vielen lustigen Fakten verbunden sind? Sie werden einige Funfacts selbst „miterleben", andere aber schon hier erfahren. Vielleicht können Sie sie ja nutzen, um das Eis bei Gesprächen zu brechen oder um Ihre Partnerin aufzumuntern, wenn sie mal wieder unter einem großen Chaos der Hormone leidet.

- Neben dem Bauch wachsen in der Schwangerschaft auch die Füße und das Herz Ihrer Partnerin.
- Der Uterus wird während der Schwangerschaft 500 Mal größer als sonst.
- Die Blutmenge Ihrer Partnerin steigt um 50 Prozent an.
- Ab der 14. Schwangerschaftswoche dient die Nabelschnur nicht nur der Versorgung des Kindes, sondern das Baby fängt an, mit

der Nabelschnur zu spielen.

- Stillt Ihre Partnerin, fließt die Milch bereits, wenn sie ein Baby schreien hört – das muss nicht einmal ihr eigenes Baby sein.
- Die Brustwarzen werden dunkler und vergrößern sich.
- Im Durchschnitt nehmen Frauen circa 14 Kilogramm in der Schwangerschaft zu.
- Das Baby kann bereits im Mutterleib schmecken. Denn das Fruchtwasser nimmt den Geschmack des Essens an, das Ihre Partnerin während der Schwangerschaft isst.
- Babys können bereits im Mutterleib weinen. Ab dem vierten Schwangerschaftsmonat fließen die ersten Tränen.
- Ab der 13. Schwangerschaftswoche gelingt es dem Baby außerdem, im Bauch der Mutter zwischen Hell und Dunkel zu unterscheiden, und es schafft es somit, einen Schlaf-Wach-Rhythmus zu entwickeln.
- Ihr Baby öffnet ab der 26. Schwangerschaftswoche seine Augen.
- Ein Baby unter 2.000 Babys kommt mit einem Zahn auf die Welt.
- Bereits im zweiten Trimester können Babys im Bauch der Mutter an Ihrem Daumen nuckeln.
- Das Baby trinkt das Fruchtwasser und scheidet es ab der 8. Schwangerschaftswoche als Urin wieder aus.

KAPITEL 12

BONUS: CHECKLISTE BEZÜGLICH DER ORGANISATION UND DER AUSSTATTUNG

Zwar wissen Sie schon, was Sie bezüglich der Kleidung für Ihr Baby beachten sollten, dennoch kann es nicht schaden, zumindest was die Erstausstattung angeht, eine Checkliste zu haben, an der Sie sich orientieren können. Auch bezüglich der Bürokratie kann ein kleiner Fahrplan helfen, um so viele Dinge wie möglich bereits während der Schwangerschaft zu erledigen und nach der Geburt nicht allzu viel Stress zu haben – ganz nach dem Motto: „Was du heute kannst besorgen, das verschiebe nicht auf morgen."

Die Erstausstattung

Das große Angebot wirklich schöner und süßer Babysachen verleitet werdende Eltern nicht selten dazu, viel zu viel zu kaufen, wobei sie eigentlich nur wenige Dinge brauchen. Bedenken Sie, dass Ihr Baby vor allem im ersten Jahr sehr schnell wächst und somit auch schnell aus seinen Sachen herauswächst. Kaufen Sie aus diesem Grund nicht zu viel und nehmen gerne Kleidung an, die Ihnen Freunde und Verwandte schenken.

Zu der Erstausstattung, die ein Kind auf jeden Fall braucht, gehören unter anderem:

- zwischen 4 und 6 Wickelbodys (Größe 50 bis 62)
- zwischen 3 und 4 Strampler (Größe 50 bis 62)
- zwischen 4 und 6 Oberteile (Größe 50 bis 62)
- zwischen 3 und 4 Strumpfhosen
- 2 Paar warme Socken und 3 Paar dünne Socken (je nachdem, wann Ihr Baby zur Welt kommt)
- 2 dünne Baumwollmützchen und je nach Jahreszeit zwei dickere Mützen
- 1 Jacke oder 1 Baby-Overall (je nach Jahreszeit gefüttert)
- 1 Paar Handschuhe
- 4 Schlafanzüge (Größe 50 bis 62)
- Kinderwagen und/oder Tragetuch
- nach Bedarf Fläschchen
- Wickeltasche

Die Bürokratie

Bezüglich der Bürokratie gibt es ebenfalls ein paar entscheidende Hinweise, die Sie beachten sollten, um sich Zeit und Stress nach der Geburt des Babys zu sparen.

DIE ELTERNZEIT UND DAS ELTERNGELD

Über die Elternzeit und wie Sie diese beantragen, haben Sie bereits mehr erfahren. Doch wie sieht es mit dem Elterngeld aus? Sie können das Elterngeld direkt nach der Geburt beantragen, lassen sich für diese Zwecke jedoch am besten von einer Elterngeld-Beratungsstelle beraten. Diese hilft Ihnen dabei, die beste Lösung zu finden, um so wenig finanzielle Einbußen wie möglich zu haben.

Sie brauchen für die Beantragung:

- die Geburtsbescheinigung Ihres Kindes
- Einkommensnachweise
- die Arbeitszeitbestätigung Ihres Arbeitgebers

Sie können das Elterngeld für eine Dauer von insgesamt 14 Monaten beziehen.

DAS KINDERGELD

Kindergeld steht allen Eltern für jedes Kind, unabhängig vom Einkommen, zu. Sie können den Antrag bereits vor der Geburt stellen, das Kindergeld aber auch nach der Geburt bis zu 6 Monate rückwirkend beantragen. Stellen Sie den Antrag jedoch am besten vor der Geburt und reichen nach der Geburt die Geburtsurkunde nach, sodass der Antrag abgeschlossen wird und die Zahlungen stattfinden.

Sie brauchen für die Beantragung des Kindergeldes:

- die Geburtsurkunde
- die Steueridentifikationsnummer beider Eltern und des Kindes
- den Nachweis über das Kindschaftsverhältnis des Antragsstellers zum Kind

DIE VATERSCHAFTSANERKENNUNG UND DAS GEMEINSAME SORGERECHT

Sollten Sie nicht mit Ihrer Partnerin verheiratet sein, haben Sie nicht automatisch das Sorgerecht für Ihr Kind. Aus diesem Grund sollten Sie das gemeinsame Sorgerecht beantragen und für diese Zwecke vorher die Vaterschaft anerkennen.

Sollten Sie mit der Mutter des Kindes nicht zusammen sein und sie stimmt der Sorgerechtsteilung sowie der Vaterschaftsanerkennung nicht zu, können Sie sich diesbezüglich an das Familiengericht wenden. Stimmt die Mutter zu, können Sie sich bereits vor der Geburt zum Standesamt, Jugendamt oder Notar begeben und dort die Vaterschaft anerkennen sowie das Sorgerecht teilen lassen.

Sie brauchen:

- ein gültiges Ausweisdokument beider Elternteile
- eine Kopie der Geburtsurkunde beider Elternteile
- die Bestätigung über das voraussichtliche Geburtsdatum des Kindes, das im Mutterpass steht

Erst findet die Vaterschaftsanerkennung statt, und sobald diese vorliegt, kann direkt im Anschluss daran die Bearbeitung des gemeinsamen Sorgerechts erfolgen.

DAS GEHÖRT IN DIE KLINIKTASCHE

Im Laufe des Buches war zwar bereits öfter von der Kliniktasche die Rede, doch es wurde noch nicht genauer darauf eingegangen, was nun alles in die Tasche gehört. Um Ihrer Partnerin etwas unter die Arme greifen zu können, können Sie sich an dieser Checkliste orientieren, die alle wichtigen Bestandteile enthält und somit sicherstellt, dass kein Utensil in der Kliniktasche fehlt.

Am besten kümmern Sie sich gemeinsam mit Ihrer Partnerin bereits in der 35. Schwangerschaftswoche um das vollständige Zusammenpacken der folgenden Utensilien:

- Personalausweis oder Pass und Mutterpass
- Krankenkassenkarte
- Geburtsurkunde der Eltern und, falls Sie verheiratet sind, die Heiratsurkunde

- Zahnbürste und Zahnpasta
- Kosmetika
- Haarbürste und Haargummis
- Wochenbettbinden
- Badetuch
- Kontaktlinsen und Brille
- Schlafanzug
- warme Socken oder Hausschuhe
- Wechselsachen
- Still-BH
- Stilleinlagen
- Jogginghose und bequemes Shirt
- Unterwäsche
- Set an Kleidung für das Baby
- Bargeld
- Snacks und Getränke
- Musik
- etwas zu lesen
- Ladekabel für das Handy

Mit diesen Utensilien steht die Tasche bereit und wartet nur darauf, zur Geburt Ihres Kindes mit ins Krankenhaus genommen zu werden.

KAPITEL **13**

FAZIT

Sie werden Papa! Haben Sie das schon realisiert? Sind Sie sich darüber bewusst, dass sich ihr Leben bald ändern und vollkommen auf den Kopf stellen wird?

Sicherlich kann niemand sagen, wie Ihre Partnerin die Schwangerschaft erleben und wie die Geburt verlaufen wird, doch mit diesem Buch halten Sie bereits einen guten Ratgeber in Ihren Händen, der Ihnen dabei hilft, sich einen Überblick über die Schwangerschaft, die Geburt sowie das Leben nach der Geburt zu verschaffen. Sie haben des Weiteren viele hilfreiche Tipps und Tricks erhalten, um sich in die Rolle als werdender und frischgebackener Papa hineinzufinden und Ihre Partnerin zu derselben Zeit tatkräftig unterstützen zu können.

Freuen Sie sich auf die Reise, die Sie zu zweit starten und zu dritt weitergehen. Wachsen Sie gemeinsam mit Ihrer Partnerin und Ihrem Baby in Ihre Rolle als Eltern hinein und genießen jeden Moment. Freuen Sie sich auf den ersten Zahn, das erste Wort, die ersten Schritte und auch auf die erste Windel, die Sie wechseln.

So anstrengend es manchmal sein mag – Ihr Kind ist nur ein Mal klein und wächst so schnell, wie Sie es sich nie hätten vorstellen können. Eines Tages werden Sie innehalten und sich fragen, wo die Zeit geblieben ist.

Die Zeit der Schwangerschaft und die Zeit mit dem Baby stellen eine sehr herausfordernde und anstrengende, aber auch spannende und einzigartige Zeit dar, die Sie mit all ihren Facetten genießen sollten. Sie und Ihre Partnerin ziehen an einem Strang. Sie sind ein Team und haben gemeinsam das wohl schönste Wunder der Welt geschaffen – Sie werden Eltern. Herzlichen Glückwunsch!

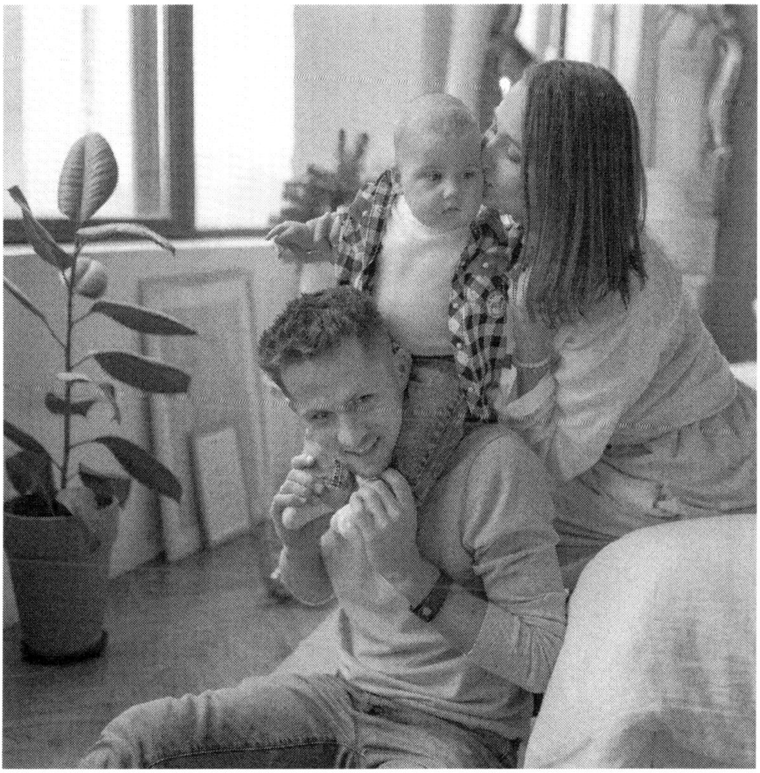

Photo by Yan Krukov from Pexels

QUELLEN

https://www.gesundheit.gv.at/leben/eltern/schwangerschaft/gesund-schwanger/couvade-syndrom

https://www.milupa.at/schwangerschaft/gesundheit/hormone-verursachen-stimmungsschwankungen.html#:~:text=Wechselbad%20der%20Gef%C3%BChle,bei%20dir%20als%20Stimmungsschwankungen%20bemerkbar

https://www.schwanger.at/artikel/stimmungsschwankungen.html

https://www.netdoktor.de/schwangerschaft/schwangerschaftsdemenz/#:~:text=Die%20Schwangerschaftsdemenz%20oder%20auch%20Stilldemenz,stillende%20Frauen%20%C3%B6fter%20etwas%20vergessen

https://www.t-online.de/leben/familie/schwangerschaft/id_77889496/schwangerschaftskalender-entwicklung-von-der-1-bis-40-ssw.html

https://www.babyclub.de/vornamen/namensrecht-aussergewoehnliche-namen.html

https://www.familienplanung.de/schwangerschaft/schwangerschaftsvorsorge/ultraschall/#:~:text=Die%20Mutterschafts%2DRichtlinien%20sehen%20im,Schwangerschaftswoche%20statt

https://www.pnd-beratung.de/was-ist-praenataldiagnostik/

https://www.gesundheit.gv.at/leben/eltern/geburt/geburtsvorbereitung/geburtsvorbereitungskurs#:~:text=Geburtsvorbereitungskurse%20begleiten%20werdende%20Eltern%20durch,die%20Phasen%20der%20Geburt%20vermittelt

https://www.lillydoo.com/de/magazin/anleitung-dammmassage#:~:text=Regelm%C3%A4%C3%9Fige%20Dammmassagen%20helfen%20dabei%2C%20Deinen,nach%20der%20Geburt%20sinkt%20dadurch

https://keleya.de/geburtsvorbereitung-fuer-papas/#:~:text=In%20diesem%20Geburtsvorbereitungskurs%20lernst%20du,Tipps%20zum%20Umgang%20mit%20%C3%84ngsten

https://keleya.de/mag/inspiration-wohlbefinden/yoga-fuer-die-geburt/

https://www.babyartikel.de/magazin/der-geburtsplan-aus-hebammensicht#:~:text=Das%20Schreiben%20eines%20Geburtsplans%20hilft,st%C3%A4rker%20unter%20Kontrolle%20zu%20haben

https://www.elterngeld.net/elternzeit-vater.html

https://www.familienplanung.de/schwangerschaft/geburt/geburtsvorbereitung/angst-vor-der-geburt/

https://www.babyartikel.de/magazin/nabelschnur-auspulsieren-lassen-vorteile-und-nachteile

Printed in Germany
by Amazon Distribution
GmbH, Leipzig

27713866R00102